# 고혈압 치료,
# 나는 혈압약을
# 믿지 않는다

선재광 지음

전나무숲

# 고혈압 치료, 아는 것이 희망이다

내가 고혈압을 집중적으로 연구하게 된 계기는 한의과대학 예과 1학년 시절로 거슬러 올라간다.

누구보다 건강하셨던 아버지가 정기적인 건강 검진을 받으러 병원에 가셨다가 "혈압이 160/90mmHg로 높은 편이니 혈압약을 복용하면 좋겠다"는 의사의 말에 혈압약을 복용하기 시작하셨는데, 2년 후 등산을 다녀오신 뒤에 뇌출혈로 운명하시고 말았다.

사실 혈압약을 복용한 뒤로 아버지는 어지럼증과 두통을 간간이 호소하셨는데, 나를 비롯한 가족들은 그런 아버지의 증상을 별로 대수롭지 않게 여겼다. 아버지가 돌아가신 뒤에 나의 무심함을 얼마나 후회했는지 모른다. 그때부터 고혈압은 내 인생에서 가장 중요한 연구 주제가 되었고, 지금의 나에게 '고혈압 박사'라는 호칭을 안겨주었다.

고혈압을 연구하고 치료한 지 벌써 30년이 훌쩍 넘었다. 그동안

정말 많은 고혈압 환자들을 만났고, 그들이 정상 혈압을 되찾아 건강하고 활기찬 모습으로 한의원을 나가는 모습을 봤다. 그들의 말에 의하면, 병원에서 고혈압 진단을 받게 되면 의사들은 이렇게 말한다고 한다.

"혈압약은 평생 먹어야 하며, 요즘 혈압약은 장복해도 부작용이 거의 없습니다." "혈압약을 끊으면 큰일납니다. 자다가 죽을 수도 있고, 중풍(뇌졸중)으로 평생 누워 지낼 수도 있으니 반찬이다 생각하시고 매일 드세요."

그래서 고혈압 환자들은 혈압약을 끊으면 큰일이 생길 것 같은 두려움으로 언제 어디서나 혈압약부터 챙기는 심각한 강박관념을 대부분 가지고 있다.

그러나 나는 '혈압약으로 고혈압을 치료한다'는 말을 절대 믿지 않는다. 혈압약이야말로 세상에서 가장 이상한 약이다. 몸의 전반적인 기능이 올바로 돌아오면 혈압은 자연스럽게 정상으로 되고, 나이가 들면 혈압의 수치가 올라가는 것이 정상이다. 그런데 혈압약은 이러한 점은 고려하지 않고 근본 원인에 대한 치료 역시 뒤로 미룬 채 인위적으로 혈관 수축을 막거나 혈관을 확장시켜서 혈압을 떨어뜨린다. 또한 혈류량을 일시적으로 줄여 혈압이 올라가는 현상을 순간적으로 막는 방식으로 혈압을 떨어뜨리기도 한다. 그 결과 각종 부작용과 합병증이 줄줄이 생긴다. 이것이 내가 혈압약을 믿지 않는 명료한 이유다.

병원이나 의사들은 혈압의 '절대수치'에 의존해 고혈압 진단을 내린다. 사실 혈압은 사람에 따라, 상황에 따라, 나이에 따라 수시로 변하기 마련이며, 사람마다 허용되는 혈압의 범위 또한 다르기 때문에 절대수치란 있을 수 없다. 그런데도 불구하고 서양의학에 기초한 병원이나 의사들은 절대수치를 벗어나면 무조건 '고혈압 환자'로 보고 혈압약을 처방하고 있다.

실제 고혈입 환자 중 95%는 원인을 알 수 없는 '본태성 고혈압' 환자들이다. 고혈압이라고 진단받은 사람 100명 중에 95명은 병의 원인조차 모른 채 약을 먹고 있다.

고혈압인 분들께 당부드리고 싶은 말이 있다. 혈압약을 끊으면 당장은 혈압이 오를 수 있다. 그럴 땐 이렇게 생각하자.

"혈압은 수시로 오르고 내리면서 인체를 조율하는 생리적 반응이자 인체의 항상성을 유지하는 장치로 하루에도 수십 번씩 아침 저녁, 계절마다 온도와 날씨에 미묘하게 반응한다. 혈압은 우리 몸의 기압계와 같다. 고혈압은 그저 하나의 체내 현상일 뿐 질병이 아니다. 어떤 원인에 의해 동맥 내 압력이 높아진 상태일 뿐이다."

그리고 "우리 몸은 스스로 질병을 고치는 힘을 가지고 있다. 명의는 병원이 아닌 바로 자신 안에 있다. 그 힘을 생활에 적용하는 것이 무엇보다 중요하다"라고 마음속으로 외치면서 스트레스 관리, 충분한 휴식, 균형 잡힌 식사와 영양 관리, 규칙적인 운동 등 생활 전반에 걸쳐서 건강한 생활습관을 실천할 것을 단단히 마음 먹자.

_ 선재광

**차 례**

# PART 1

# '고혈압 환자 1000만 명 시대'의 진실

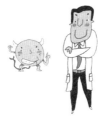

처음에 당신은 어떤 식으로 '고혈압'이라는 진단을 받게 되었는가? 어떻게 해서 혈압약을 '평생 먹어야 할 약'으로 인식하게 되었을까? 이 과정을 제대로 이해한다면 이제까지 당신이 자신의 몸에 얼마나 소홀했는지, 의학과 고혈압에 대한 상식이 얼마나 잘못되어 있는지도 깨달을 것이다.

# 당신이 혈압약을
# 먹게 된 진짜 이유

대부분의 사람들이 아무 증상 없이 잘 지내다 어느 날 건강검진을 받거나, 우연히 보험에 가입하려고 검사를 하거나, 소화장애나 두통으로 병원을 찾아 혈압을 체크하는 과정에서 혈압이 높다는 말을 듣게 되면서 혈압약을 복용한다. 그런데 이런 사람들 중 대부분은 자신이 왜 고혈압이 생겼는지, 병원에서 처방받은 혈압약의 종류는 무엇이고, 또 그 약의 부작용은 어떤지 등을 거의 모른다. 단지 "혈압이 높으면 신부전, 심근경색, 뇌경색, 뇌출혈 등의 큰 병이 발생할 수 있으니 혈압약을 복용해야 한다"는 의사의 말에 겁이 나서 혈압약을 매일같이 복용하는 경우가 많다.

일시적으로 혈압이 높더라도 혈압이 상승하는 원인을 파악해서 제대로 대처하면 혈압은 정상화될 가능성이 높지만, 혈압약을 복용하기 시작하면 그때부터 병원과 약에 의지해서 살아야 하는 비극이 시작된다. 그러니 혈압약 복용은 신중하게 결정해야 한다.

고혈압의 원인은 참으로 다양하다. 유전일 수도 있고 신장질환이 원인이 되어 생길 수도 있다. 또는 잘못된 식습관이나 생활방식에서 비롯될 수도 있다. 따라서 개인별로 '원인'을 파악해야 한다. 무턱대고 혈압약부터 먹을 일이 아니라는 이야기다. 하지만 현실은 그렇지 않다. 병원은 그저 의사와 환자를 '수직적인 관계'로 설정해놓은 채 자세한 설명도 없이 약을 먹지 않으면 큰일이 일어날 것처럼 환자들을 겁주고 있다.

## 혈압약이 '평생 먹어야 할 약'으로 각인되다

'혈압약은 한번 먹기 시작하면 평생 먹어야 한다'는 말이 상식처럼 각인된 데는 의사의 반복적인 "절대로 약을 끊으면 안 된다"는 말의 영향이 크다. 약 처방을 최선의 치료법으로 아는 의사일수록 기회가 있을 때마다 혈압약을 빼놓지 않고 복용할 것을 당부한다. 사람은 무언가를 강렬하게 인식하거나 세뇌당하면 좀처럼 생각이 바뀌기가 어렵다. 그 결과 고혈압 환자들도 '약을 끊으면 안 된다'는 말을 진리인 양 받아들이고, 심지어 '약을 끊으면 당장 죽는다'고 믿기도 한다.

반드시 알아야 할 중요한 사실은, 모든 약은 증상을 완화시키는 작용은 하지만 근본 원인을 제거하지 못한다는 것이다. 게다가 약에는 세 가지 역효과가 있다.

첫째, 약은 거짓 안도감을 준다. 증상을 은폐해 근본 문제를 방치한다. 혈압약의 경우 고혈압은 체내 경고 증상의 하나인데 그 경고 증상의 근본 원인을 무시하고 약으로 증상만 억누르다 보니 평생 고혈압을 안고 살게 된다.

둘째, 모든 약에는 독성이 내재되어 있다. 따라서 약을 복용하면 할수록 몸에 쌓이는 독소의 양은 증가할 수밖에 없다.

셋째, 약은 면역 계통의 기능을 저하시켜서 다양한 부작용을 발생시킨다.

## 스스로 '순진한 환자'가 되다

고혈압 환자들이 혈압약의 부작용도 모른 채 무조건 복용하게 된 이유는 두 가지다. 첫 번째 이유는 의사들이 고혈압에 대해 대충 설명하고 넘어가기 때문이고, 두 번째 이유는 의사들의 말을 맹신하고 따르는 습관이 우리 안에 이미 깊숙이 자리 잡았기 때문이다. 그리고 의사들이 고혈압 환자를 위한 교육과 생활지도를 할 만한 사회적 여건이 마련되지 않은 점도 문제다. 우리의 의료 현실은 더 많은 환자들에게 혈압약을 처방하는 데 주안점을 두고 있다.

이 과정에서 환자들은 자신도 모르게 약의 부작용으로 피해를 입는다. 그럼에도 피해 입은 줄도 모른 채 순진하게 계속해서 처방에 따라 혈압약을 복용하며 살아간다. 이때도 의사들은 환자들에게 "당신은 부작용으로 피해를 입은 거예요"라고 얘기해주기보다 다른 병명을 덧씌우며 또 다른 약을 처방해준다.

이러한 의료 서비스 현실에 억울해하거나 분노할 필요가 없다. 의사 앞에만 서면 '순진한' 얼굴을 하고 의사의 모든 지시를 의심 없이 따른 것은 바로 환자 자신이 아닌가.

지금 이 순간부터는 의사들의 말을 쉽게 믿고 따르는 습관이 자신 안에 이미 깊숙이 자리 잡고 있음을 인정해야 한다. 그리고 순진한 환자의 얼굴을 벗어던지고 깐깐한 '의료 소비자'로 변신할 준비를 착착 해나가야 한다. 고혈압은 약을 먹지 않고도 얼마든지 완치시킬 수 있다. 모든 고혈압 환자가 다 완치되는 것은 아니지만 잘못된 생활습관만 철저하게 고쳐도 약의 도움 없이 대부분의 고혈압이 해결된다. 지금 내 몸에 나타나는 증상의 원인이 무엇이고 어떤 약의 어떤 성분으로 이 증상을 가라앉힐지 등의 알 권리를 챙겨야 한다. 약의 부작용에서 자신을 지켜줄 사람은 오로지 자신뿐이기 때문이다. 또 의료도 서비스의 하나이며, 우리는 그 서비스에 대한 비용을 지불하고 이용하는 소비자이기 때문이다.

## 제약회사와 병원의 이익 놀음에 희생되는 우리들

좋은 게 좋다며 의사를 믿고 의지하면 좋겠지만, 우리가 살아가는 세상은 그리 순수하지 않다. 의료 산업이 오로지 환자만을 생각해 서비스를 제공하던 시대는 이미 지난지 오래다. 제약회사와 대규모 살림을 꾸려가야 하는 병원의 이익이 개입되고, 그들 사이에 환자가 끼어 있다.

제약회사에서 알리고 싶어하지 않는 가장 중요한 비밀은 우리 모두의 몸 안에 스스로를 치유하는 놀라운 능력을 가지고 있다는 것이다. 자연의 모든 놀라운 기적 중에서 최고의 것은 아마도 인간의 몸과 마음일 것이다.

건강한 인체는 매우 자연스럽고 정상적인 상태이다. 인체는 매 순간 정상적인 상태를 유지하기 위해 노력하는데, 이 과정을 '항상성'이라 한다. 아메바와 같은 단세포 생물에서 인간에 이르기까지 지구상의 모든 유기체는 생명을 유지하는 내적 메커니즘인 항상성에 의존한다. 한의학의 가장 근본이 되는 원리는 이러한 인체의 항상성을 고려하고 자연치유능력(자연치유력+사회치유력)을 높여주는 것이다.

반면 서양의학은 인체의 자연치유력을 인정하지 않고, 당장의 증상을 없애는 데 급급하다. 특히 혈압약은 이롭기보다 해롭다는 증거들이 갈수록 드러나고 있다. 장기적인 여러 임상 연구에서 혈압약을 복용하는 사람들은 더 심각한 심장질환의 위험과 겪지 않아도 될 부작용인 피로·두통·발기부전 등에 시달리는 것으로 나타났다. 이러한 연구 결과들을 받아들여 미국 국가합동위원회(Joint National Committee)를 비롯한 모든 의료기관에서는 경계역 내지 경미한 고혈압 치료에 '비약물 요법'(혈압약 없이 치료하는 것)을 권하고 있다.

고혈압 환자의 80% 이상이 경계역(120~160/90~94mmHg), 경미(140~160/95~104mmHg), 중등(140~180/105~114mmHg) 범위에 해당하며 이들 대부분은 식습관과 영양 관리, 생활습관에 변화를 주면 조절할 수 있다.

고혈압의 비약물 치료의 효과는 여러 연구들을 통해 증명되고 있다. 한 비교연구에서는 경계역 또는 경미한 고혈압의 경우와 경계역 또는 중등 고혈압에서 다양한 비약물 요법(자연치유 포함)이 혈압약보다 효과가 탁월하다는 사실이 입증되었다. 고혈압의 약물 치료 효과를 조사한 미국심장병학저널(American Journal of Cardiology)은 논문에서 "일부 단순 고혈압 환자들은 약물 투여가 거의 필요하지 않다. 이 환자들이 항고혈압 약물의 투여 비용과 부작용에 상응하는 충분한 효과를 얻을 수 있을지는 의문이다"라고 피력하고 있다.

이러한 실질적 증거와 의료적 견해에도 불구하고 혈압약은 여전히 인기(?)가 높다. 왜일까? 미국의학협회저널(JAMA)에 실린 논문에 따르면 "고혈압 치료는 약물 처방뿐만 아니라 의사에게 방문하는 주요 원인이기 때문"이라는 것이다. 다시 말해, 고혈압 치료제가 제약회사와 병원에게 큰 돈벌이가 된다는 뜻이다.

고혈압 치료제의 연간 판매액은 100억 달러 이상으로 추정된다. 많은 고혈압 환자가 경계역 내지 경미한 범위로 추정되는데, 당국에서 권장하는 비약물 치료를 할 경우 병원들 스스로 상당한

손해를 볼 뿐만 아니라 제약회사 역시 연간 50억 달러 이상의 손실을 보게 된다. 이는 우리나라도 마찬가지다.

최초 고혈압 진단을 받고 의사가 혈압약 복용을 권할 경우 최소 6개월간은 약을 먹는 대신 생활습관이나 식생활 개선, 자연요법 등으로 혈압이 내려가도록 노력하는 것이 좋다. 자신 안의 치유 능력을 믿고, 자신의 생활 패턴에 따른 몸의 변화를 잘 관찰해 어떤 이유로 혈압이 오르는지를 알고 그 상황을 막는다면 고혈압을 극복할 수 있다.

세계보건기구(WHO)에서는 혈압을 일주일 간격으로 3회 측정해 3회 모두 최저 혈압이 90mmHg 이상이 나오면 다시 한 달 간격으로 3회 측정하고, 모두 최저 혈압이 100mmHg 이상이 나왔을 경우에만 혈압약을 복용하도록 권장하고 있다. 임상 관찰 결과, 최소 6개월간 혈압을 낮추기 위한 충분한 노력을 한 뒤에 약을 복용할지 결정하는 것도 전혀 늦지 않다.

# 환자 수를 늘리려는
# 제약회사의 음모

본디 고혈압은 바이러스의 침투나 악성종양의 발생과는 사뭇 다른 양상으로 진행된다. 이는 병에 걸렸는지 아닌지를 가르는 절대적 기준이 존재하지 않는다는 의미다. 즉 바이러스는 현미경으로 관찰할 수 있고, 종양의 발생 여부 역시 MRI나 PET 검사를 하면 확인할 수 있다. 그런데 혈압은 하루에도 여러 번 올라갔다 정상이었다를 반복하면서 인체의 기능을 조율하니 '고혈압에 걸렸다'라고 표현하기도 애매한 면이 있다.

## 점점 폭이 넓어지는 고혈압의 기준 범위

고혈압이냐 정상 혈압이냐를 진단할 때 기준으로 삼는 것이 '혈압의 절대수치'다. 그런데 이상하게도 이 수치는 시간이 흐르면서 점차 하향 조정되었다.

1900년대 초반, 독일에서는 수축기 혈압 160mmHg 이상이거나 이완기(확장기) 혈압 100mmHg 이상인 경우를 '고혈압'이라 진단하고 치료했다. 이 시기에 독일 내 고혈압 환자는 700만 명이었다. 그런데 1974년에 독일 고혈압퇴치연맹이 설립되고 '수축기 혈압 140mmHg 이상이거나 이완기 혈압 90mmHg 이상'(앞으로 혈압 수치는 140/90mmHg 식으로 표기한다)이라는 새로운 기준 수치를 권고한 뒤로 갑자기 고혈압 환자의 수가 3배나 늘어났다. 당시 고혈압퇴치연맹의 후원자들은 대부분 제약회사 관계자들이었다.

2003년 5월에 개정 발표된 미국 합동위원회(JNC)의 제7차 보고서는 고혈압의 정상 범위를 더욱 낮추었다. '고혈압 전 단계'를 도입해 정상 범위에 속해 있던 수축기 혈압 130~139mmHg, 이완기 혈압 85~89mmHg도 고혈압 진행 가능성이 정상인보다 2배 높다고 하면서 고혈압 관리 대상에 포함했다. 이런 현상을 지켜본 미국의 양심 있는 일부 의사들은 "지금처럼 계속 수치가 하향 조정된다면 세 살짜리 아이도 혈압약을 먹어야 할지 모른다"라며 실소를 금치 못했다. 실제로 최근 미국의 한 혈압 측정 권고 지침에는 이러한 문구까지 등장했다.

"모든 3세 이상 어린이는 혈압을 집단적으로 검진하는 것이 바람직하다."

끔찍하지 않은가! 이는 미국이나 독일에 국한된 얘기가 아니다. 전 세계적인 추세로, 고혈압의 범위는 지속적으로 확장되고 있다.

## 고혈압 마피아들의 횡포

일부 의사들은 "고혈압의 범위를 점차 넓히는 주체는 다름 아닌 '고혈압 마피아'"라고 확신한다. '고혈압 마피아'란 계속해서 정상 혈압 범위를 낮추고 또 더 낮추도록 압력을 넣는 소수의 학계 권위자들을 말한다. 이들이 그렇게 하는 이유는 단 한 가지, 약의 판촉을 위해서다.

약의 판매량을 늘리는 가장 손쉬운 방법은 약을 먹어야 하는 사람을 늘리는 것이고, 그러기 위해서는 자신이 건강하다고 느끼는 사람들까지 약의 소비자로 만들어야 하기 때문이다. 특히 '고혈압 진단'은 한 사람을 '평생 고객'으로 만들 수 있는 강력한 판촉 행위인 것이다.

이는 환자나 사회 차원에서도 아주 심각한 문제다. 학계 권위자가 개입했으니 환자나 일반인은 신뢰할 수밖에 없을 것이고, 환자가 많아질수록 의료비가 점차 높아지는 결과를 가져올 것이기 때문이다.

## 제약회사의 작전에 중요한 과학적 데이터가 무용지물이 되다

2002년 〈미국의사회지〉에는 고혈압약에 대한 획기적인 연구 결과가 실렸다. 지난 8년간 3만 4000명을 대상으로 한 대규모 연구 ALLHAT을 통해 '이뇨제(thiazide)가 혈압 강하 작용, 치료율, 예방율이 가장 높고 합병증은 가장 낮다'고 밝혀진 것이다. 이전까지 제약회사에서는 이뇨제에 대해 '뇌졸중을 예방하는 효과는 있으나 심부전 등 심장병을 막는 능력은 가장 취약하다'고 강조해왔었다. 그러나 ALLHAT 연구 결과 고혈압 환자에게 잘 발생한다는 협심 증이나 심근경색 등을 예방하는 것은 이뇨제나 칼슘길항제나 안지 오텐신전환효소억제제(ACE억제제)가 거의 동일하지만 심부전과 같은 합병증을 예방하는 효과는 오히려 이뇨제가 훨씬 높다는 사 실이 입증되었다. 제약회사에서 강조한 내용과 정반대의 결과가 나타난 것이다.

결과가 발표되었을 당시 이뇨제보다 새로 나온 안지오텐신I전환 효소억제제(ACEI억제제)나 칼슘길항제가 월등히 많이 처방되고 있 었다. 만일 새로운 연구 결과에 따라 이뇨제가 임상에 적용될 경 우 전 세계 사람들은 고혈압 치료비로 수십억 달러를 절약할 수도 있었으며, 보험 재정에 막대한 공헌을 하게 될 터였다.

그러나 ALLHAT의 연구 결과에도 불구하고 의사들은 고혈압 환 자들에게 새롭고 비싼 약을 처방했다. 왜냐하면 과학적 결과나 증 거보다도 판매사원에서부터 텔레비전 광고에 이르기까지 거대한 제약회사의 판촉망이 의사들에게 더 많은 영향을 미쳤기 때문이 다. 그 결과 ALLHAT의 연구 결과는 2002년에 처음 발표되었을 때 잠깐 반응이 있다가 곧 사그라들었다. ALLHAT의 연구 결과가 발표된 다음 해인 2003년에 제약회사 화이자(pfizer)는 거의 50억 달러에 육박하는 '노바스크'를 판매했고, 이 약은 혈압약 가운데서 가장 많이 팔리고 전 세계적으로 네 번째로 많은 수입을 올리는 약이 되었다.

영국의 의학 잡지 〈브리티시 메디컬저널〉의 한 기사에 따르면 화이자는 자신들에게 불리한 ALLHAT의 연구 결과를 의사들이 관심을 갖지 못하도록 조치를 취했다고 한다. 예컨대 화이자의 한 관계자는 샌프란시스코에서 열린 학술대회에서 ALLHAT의 연구 결과를 발표한다는 것을 알고 당시 학술대회에 참가한 국제적 심장 전문가들이 그 발표를 듣지 못하도록 관광 일정표를 편성했다. 화이자의 내부 메모에서는 이 같은 계략을 성사시킨 동료를 축하하는 문구도 발견되었다.

"좋은 소식은 우리 꾀돌이들이 화이자를 다시 한 번 엿먹이려는 연구 결과 발표를 듣지 못하게 핵심 전문가들을 관광 보냈다는 점이야."

이렇게 해서 중대한 과학적 데이터는 무용지물이 되었다.

## 우리나라의 혈압약 복용 통계

미국의 의료제도를 답습한 우리나라도 제약회사의 음모에 휘둘리긴 마찬가지다. 우리나라의 경우, 2007년에 혈압약 판매고가 1조 원을 넘어섰다. 9조 원대의 국내 의약품 시장에서 단일 품목으로 1조 원 이상의 판매고를 올린 것은 처음 있는 일이다.

2011년 현재 고혈압 환자가 1000만 명이고, 건강보험 총지출에서 약제비가 2조 원을 넘어서고, 전 세계 고혈압 환자는 약 10억 명으로 추산하고 있다.

2003년 정상 혈압의 범위가 130mmHg 미만/85mmHg 미만에서 120mmHg 미만/80mmHg 미만으로 낮춰진 것도 고혈압 치료제 시장이 커진 원인의 하나다. 여기에 고혈압 환자 증가를 겨냥한 제약 업계의 신약 출시 및 마케팅이 주효했다는 분석이다.

한국화이자의 고혈압 치료제 '노바스크'는 2004년에만 국내에서 1300억 원 대 매출을 올려 고혈압 치료제의 대명사로 불렸다. 국내 제약사들이 2004년 노바스크의 주요 성분(암로디핀)을 개량한 제품을 대거 쏟아내면서 노바스크의 아성은 급속히 무너졌다. 한미약품의 '아모디핀'은 출시 2년을 갓 넘긴 2006년 500억 원 어치를 팔았다. 종근당, CJ, SK제약 등도 암로디핀을 개량한 고혈압 치료제를 출시해 총 수백억 원의 매출을 올렸다. 그 결과 노바스크는 같은 해 1100억 원을 기록한 '사노피−아벤티스'의 항혈전제 '플라빅스'에 국내 매출 1위 제품의 자리를 내줬다. 2005년부터는 노바스크와 같은 칼슘길항제 계열과 작용 메커니즘이 다른 고혈압 치료제들이 출시돼 시장이 확대되는 추세다. 아타칸(아스트라제네카), 디오반(노바티스), 올메텍(대웅제약) 등이 대표적인데 모두 안지오텐신Ⅱ수용체차단제(ARB) 계열이다. 칼슘길항제 계열이 40%에 달하는 점유율을 보이지만 성장률은 한 자릿수로 더딘 편이고, 점유율 30%로 치고 올라온 안지오텐신Ⅱ수용체차단제 제제는 연평균 30%씩 늘고 있다.

　노벨평화상을 수상하고 세계적인 심장내과 의사인 버나드 라운은 이러한 우리나라 상황을 가리켜 이렇게 말했다.

　"한국의 의료 제도는 미국을 모델로 출발했다. 내가 알기로 한국은 세계에서 약제비가 가장 높은 나라다. 한국의 건강보험 총지출에서 약제비가 차지하는 비율은 30%를 넘는데, 약제비의 비율이 높다는 비판이 제기되는 미국에서조차 10%에 불과한 것과 비교된다."

　우리나라에서 의료비로 인한 경제적 문제는 점점 더 심각해지고 있으며, 이러한 문제들을 어떻게 다루는가에 따라 국민들의 건강뿐만 아니라 사회적 안녕도 큰 영향을 받게 된다. 미국의 의료제도를 답습한 전문과목 중심의 진료, 고도의 의료장비 중심의 병원 진료는 엄청난 재정적 부담을 안게 되므로 사회의 다른 부문에 투자할 재원을 잠식하는 결과를 초래하게 될 것이다.

　신종 바이러스나 듣도 보도 못한 전염병이 생겼다면 이전의 질병을 치료할 때와는 전혀 다른 대책을 세워 환자를 치료하기 위해 노력해야 한다. 하지만 혈압은 그것과는 다른 문제다. 100년 전이나 50년 전이나 지금이나 사람의 심장과 혈관의 작동 원리, 혈액의 흐름은 변한 것이 없는데 고혈압의 기준 범위는 왜 점차 확장되어야 하는가 말이다.

# 의료 권력의 영향력은
# 상상을 초월한다

　세계 의료를 관장하고, 전 세계의 경제를 좌지우지하는 '의료 권력'은 국민들의 건강은 안중에 없이 '돈이 되는 사업이 하나 더 늘어났으므로 기존의 의료 권력 내에 편입'시키는 것을 우선시한다. 그리고 자본가들은 환자의 생활습관이나 인체의 자연치유력보다 의사의 전문적 판단을 중요시하고, 다양한 기기와 병원·연구소·신약개발 등의 방법을 동원한 서양의학이 자본 축적에 더 용이하다고 믿고 있다.

　의료 권력이 미치는 영향은 대단히 광범위하다. 의료 권력은 전 세계 보건의료의 활동을 관장하는 세계보건기구(WHO), 세계적으로 우수한 과학자들의 연구비를 통제하는 미국의 국립보건원(NIH), 동아시아 의료 정책을 '약의 정치'로 교묘히 조종하는 다국적 제약회사 등은 물론, 동아시아 의료 시장에 적극 개입하고 있는 세계무역기구(WTO), 동아시아의 경제적 위기를 관리하는 국제통화기금(IMF) 등에까지 영향을 미치고 있다.

서양의학이 주축인 의료 권력이 21세기 의학을 구축하는 방식은 전통의학을 중시한 19세기와는 근본적으로 다르다. 대체의학·통합의학이라는 이름으로 한의학 같은 전통의학을 점진적으로 포괄하는 듯하지만 전통의학과 서양의학을 여전히 구분하고 있으며, 한의학에 서양의학적 개념·이론·방법을 도입해 의료 권력의 범위를 더욱 확대하고 그들의 제국을 재생산하는 데 활용하고 있다.

# 현명한 의료 소비를 위한
## 고혈압 기초상식

혈압이란 우리 몸 전체에 혈액을 공급하기 위해 심장이 피를 뿜고 받아들이는 압력이다. 심장은 1분에 70~80회 정도를 뛰면서 산소로 꽉 찬 신선한 피를 온몸에 배달한다. 온몸을 돌아다니면서 산소를 소모한 묵은 피는 정맥을 타고 심장으로 들어온다. 심장은 그 피를 폐로 보내 산소를 다시 공급받게 한다. 산소를 공급받은 신선한 피는 심장을 통해 또다시 온몸으로 보내진다. 이러한 현상을, 피가 몸 안을 빙빙 돈다고 해서 '혈액순환'이라고 한다.

이때 심장은 마치 펌프질을 할 때처럼 수축하여 온몸으로 혈액을 밀어올려 짜내는데, 이때 압력이 수축기 혈압, 즉 최고 혈압이다. 반대로 심장은 혈액을 충분히 받아들이는 작용도 하는데, 이때 작용하는 혈압이 바로 이완기 혈압, 즉 최저 혈압이다.

이처럼 심장은 혈액을 밀어올려 짜내고 받아들이는 수축과 이완

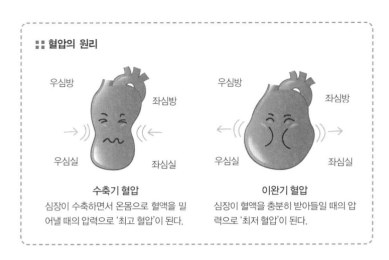

**:: 혈압의 원리**

우심방　　　　　　　좌심방

우심실　　　　　　　좌심실

**수축기 혈압**
심장이 수축하면서 온몸으로 혈액을 밀
어낼 때의 압력으로 '최고 혈압'이 된다.

우심방　　　　　　　좌심방

우심실　　　　　　　좌심실

**이완기 혈압**
심장이 혈액을 충분히 받아들일 때의 압
력으로 '최저 혈압'이 된다.

기능을 통해 혈압을 유지한다. 그러니까 심장이 온몸에 피를 보내고 받아들이는 과정에서 일정한 '압력'이 형성되며, 이 압력이 최저와 최고를 끊임없이 반복하고 있다. 이 과정에서 생기는 압력의 차이는 인체에 생명이 붙어 있는 한 지속되는 자연스러운 현상이라고 할 수 있다.

수축기 혈압과 이완기 혈압의 정상적인 차이는 40mmHg 정도이지만, 50~60mmHg 이상 차이가 나도 괜찮다. 120/80mmHg, 110/70mmHg, 116/76mmHg 등 수축기와 이완기 혈압의 차이가 40 정도인 까닭은 바로 이 때문이다.

**고혈압은 혈액순환 정상화를 위한 인체 현상**

평소에 우리 몸은 '정상 압력'으로 충분히 몸이 원하는 혈액을

정상 혈압 = 자기 나이 + 90mmHg*

연령대별 정상 혈압 수치              (단위 : mmHg)

| 연령대 | 정상 혈압 수치 | |
|---|---|---|
| | 최저 혈압 | 최고 혈압 |
| 20대 | 72~75 | 121~128 |
| 30대 | 75~79 | 124~130 |
| 40대 | 80~84 | 132~140 |
| 50대 | 80~91 | 144~150 |
| 60대 | 89~91 | 156~166 |
| 70대 이상 | 89~91 | 165~171 |

* mmHg는 혈압을 나타내는 단위로서 '밀리미터수은주(milimeters of mercury)' 또는 '토르 (torr)'라고 읽는다. 1mmHg는 1torr와 같고, 물 1cm²에 작용하는 압력을 나타낸다. 이것은 1cm²의 면적에 1mm의 수은기둥이 나타내는 압력과 같다.

공급할 수 있다. 그런데 어떤 요인이 발생해 정상 압력만으로는 몸에 충분히 혈액을 공급할 수 없는 상황에 처하면 기존의 혈액순 환을 유지하기 위해 압력을 좀 더 높인다. 이러한 현상을 고혈압 이라고 한다. 이런 측면에서 봤을 때 고혈압은 그 자체가 질병이 아니라 '인체의 혈액순환을 기존대로 유지하려는 인체의 항상성'이 라고 볼 수 있다. 배가 고프면 꼬르륵 소리를 내서 음식을 먹게 하 고, 몸의 에너지가 떨어지면 피곤을 느껴 잠을 자게 하려는 작용과 별반 다를 것이 없다. 이러한 현상들도 인체의 항상성을 유지하기 위한 것이기 때문이다.

## 고혈압의 전조증상들

고혈압은 심장이나 동맥 속을 흐르는 혈액의 압력이 높아진 상태이므로 여러 가지 전조증상이 나타날 수는 있으나 증상을 느끼는 사람보다 못 느끼는 사람이 더 많다. 일반적으로 나타나는 전조증상으로는 '머리가 무겁고 두통이 생긴다', '어깨나 목덜미가 뻣뻣하고 아프다', '수족 마비가 생긴다', '전에 없던 귀울림이 있다', '현기증이 난다', '가슴이 막히듯이 답답하다', '맥박이 빨라진다' 등이다.

두통이나 두중(머리가 무겁고 수건으로 단단히 동여맨 듯한 증상)은 고혈압과 직접 연관이 없는 경우가 더 많다. 혈압이 높아지면 머리로 가는 혈관이 매우 팽팽해져 머리가 아플 수는 있다. 만일 통증이 심해지거나, 특히 귀뒤(풍지혈)의 통증이 극렬하게 심해지면서 구역질을 하거나 토하면 혈압과 관계 없이 전문의의 치료를 받아야 한다. 현기증 중에서도 고혈압으로 인한 어지럼증은 그저 어지러울 뿐 평형감각을 잃고 쓰러질 정도는 아니다. 평소 혈압이 높아서 중풍으로 쓰러질지 모른다고 생각하는 사람은 강한 위기의식 때문에 실제 이상으로 심한 어지럼증을 느끼게 된다.

수족 마비의 경우, 고혈압이 아니어도 손끝이나 발끝이 마비되는 사람은 많다. 이러한 증상은 일시적인 현상인 경우가 더 많다. 고혈압과 밀접한 마비 증상은 가벼운 언어 장애나 운동 장애, 의식 불명이 동시에 생기는 것이다. 그것도 장기적으로 나타난다.

# 고혈압의
# 다양한 원인들

## 고혈압은 유전병이다?

혈압을 높이는 근본적인 원인은 셀 수 없을 만큼 많다. 심장의 기능 자체에 이상이 생겨 혈액순환이 잘되지 않을 수도 있고 혈관에 문제가 있을 수도 있다. 인체의 특정 장기에 문제가 생겨 이것이 연쇄반응을 일으키고 결과적으로 혈압을 높일 수도 있다.

많은 사람들이 고혈압을 유전병이라고 생각한다. 이에 대해 "유전 확률은 제로(0)예요"라고 말하고 싶지만, 그럴 수가 없다.

고혈압이 유전될 확률은 연구한 결과에 따르면, 고혈압이 유전될 가능성은 30~60% 정도이다. 하지만 유전인자가 고혈압에 결정적인 영향을 미친다는 그 어떤 과학적인 근거도 아직 발견되지 않았다.

- 부모가 모두 고혈압인 경우 : 자녀의 고혈압 확률은 60% 정도
- 부모 중 한쪽은 정상, 다른 한쪽이 고혈압인 경우 : 자녀의 고혈압 확률은 30% 정도
- 부모 중 한쪽은 고혈압, 한쪽은 저혈압인 경우 : 자녀의 고혈압 확률은 30% 정도

위의 결과에 따르면 유전인자와 고혈압이 어느 정도 연관성이 있어 보인다. 그러나 엄밀히 말하면, 고혈압이 유전적 요소에 지배를 받아서라기보다는 고혈압이 될 환경(식습관과 생활습관) 등을 부모에게 이어받아서라고 보는 편이 더욱 타당하다.

## 고혈압은 체질적으로 약한 장기를 보호하기 위해 생긴다

고혈압은 체질적인 특성과 생활습관에 따라 원인이 다르다. 고혈압의 원인이 어떤 이는 신장에서, 어떤 이는 심장에서, 어떤 이는 비위인 소화계통에서, 어떤 이는 기혈의 노화로 생길 수 있다. 이는 약하게 태어난 장기가 고혈압을 일으키는 주된 원인이 될 수 있음을 말해준다. 누구나 약한 장기와 강한 장기의 편차를 지니고 태어난다. 인체는 약한 장기를 보호하기 위해 그 장기로 기혈을 많이 흘려보내서 항상성을 유지한다. 즉 인체를 질병으로부터 보호하기 위해 약한 장기에 혈액을 빠른 속도로 많이 공급하는데, 이 과정에서 혈압이 높아질 수 있다. 혈압이 생명을 지키려는 현상인

것이다. 약한 장기는 고혈압뿐만 아니라 모든 질병의 중요한 원인이 될 수 있다.

## 음주와 흡연은 혈압을 높이는 원인이 된다

담배를 피우면 말초혈관이 수축해서 혈압이 올라간다. 담배를 피우는 기간이 늘어날수록 '만성 일산화탄소 중독'이 되고 동맥경화가 일어난다. 그리고 뇌졸중이나 협심증, 나아가서는 심근경색증을 일으키는 원인이 된다. 이는 담배에 함유된 니코틴이 교감신경을 흥분시키기 때문이다. 교감신경이 흥분하여 몸이 긴장 상태가 되면 혈관이 수축하든지, 아드레날린 등 혈압을 상승시키는 물질의 분비가 많아져 결국 혈압이 오르는 것이다.

일반적으로 알코올을 적당량 마셨을 경우에는 혈압이 내려가지만, 소량을 마셔도 맥이 빨라지고 가슴이 울렁거리며 얼굴빛이 창백해지는 사람은 혈압이 오르는 수도 있다.

술을 마실 때는 알코올 함량과는 별도로 칼로리에도 유의해야 한다. 알코올 1cc는 7kcal의 열량을 낸다. 순한 맥주 1병이 100kcal이며, 도수가 높은 술일수록 칼로리가 고도로 농축되어 있다. 예를 들어 청주 1컵(180ml)과 밥 1공기는 대체로 칼로리가 같다. 칼로리의 과잉 섭취가 비만을 가져오므로, 과한 음주가 비만을 부르고 결국 고혈압을 부르게 된다.

안주도 비만의 원인이 되므로 주의해야 한다. 술안주는 대체로 짜고 기름지고 매운 편이다. 안주를 많이 먹으면 염분의 과다 섭취로 혈압이 올라가고 뇌졸중이 생길 수 있다. 고혈압이 있다면 혹은 예방하고 싶다면 술은 적당히, 담배는 아예 끊는 것이 좋다.

## 온도차가 크면 혈압이 오른다

요즘 사람들은 한겨울에도 실내온도를 20℃ 이상으로 난방을 한다. 따뜻한 실내온도 자체는 고혈압 환자에게 문제가 되지 않지만, 외부와의 온도 차이가 클 경우에는 혈압에 나쁜 영향을 준다.

예를 들어 따뜻한 실내에 있다가 갑자기 영하의 온도에 노출되면 말초혈관이 수축하고 땀구멍이 막혀 외기(외부 환경의 기 변화인 온도·습도·기압·풍량)와 내기(인체 내부의 환경 변화인 온도·습도·기압·풍량)에 혼란이 생긴다. 그러면서 혈압이 크게 올라간다. 경우에 따라서 200mmHg 이상으로 급격하게 올라가기도 한다.

## 배변 시의 압력이 혈압을 높일 수 있다

배변 시에도 혈압은 200mmHg 이상이 된다. 옛날에는 쪼그리고 앉아서 변을 보았으므로 힘이 다리로 분산되어 혈압이 위로 상승하는 것을 막았다. 하지만 현재의 좌변기에서 대변을 보려고 몸의 아래쪽에 힘을 주면 그 힘만큼 반작용의 힘이 머리 쪽으로 올라간다. 이럴 때 심하면 최고 혈압이 200mmHg 이상으로 올라간다.

## 20대의 성격이 고혈압에 영향을 준다

성격도 혈압에 적잖은 영향을 미친다. 미국 노스웨스턴대학교 연구팀이 미국의학협회에 발표한 연구 논문에 따르면 10대 후반에서 20대에 참을성이 부족하고 적대감이 심한 사람들이 30~40대에 고혈압이 될 확률이 84%로 나타났다. 이는 그렇지 않은 사람보다 2배 정도 높은 수치다.

## 고혈압은 키, 체중과 관련이 있다

미시건대학의 의사 앨러 웨더와 그의 동료 니콜라스 쇼오크는 음식 속에 포함된 다량의 염분을 섭취해서 고혈압에 걸렸다고 보지 않고, 운동 부족과 고칼로리의 음식 섭취로 점점 커지는 몸을 유지하기 위해 혈압이 높아졌다고 분석했다. 또한 성장이 최고조에 달하는 청소년기에 혈압을 증가시키는 어떤 메커니즘이 있을 것이라고 생각했다. 원시 환경에서는 먹을거리가 부족하고, 운동량이 많고, 비교적 사람들의 체구가 작았기 때문에 혈압의 수치도 작은 몸집에 맞도록 조절되었을 것이라는 게 그들의 주장이다.

그러면서 "혈압은 혈관, 모세혈관의 길이와 관계가 있으므로 체중만 조절해도 혈압은 저하된다"고 말했다.

## 고혈압은 스트레스와 관련이 깊다

심장의 활동이나 혈압은 자율신경에 의해서 통제되므로 인위적으로 조절할 수 없다. 교감신경이 항진되면 수축력과 박동이 증가해 혈압이 상승한다. 부교감신경이 항진되면 혈압은 하강하게 된다. 누구나 화를 내면 혈압이 상승하고, 오랫동안 긴장해 있거나 초조하고 불안한 생활이 지속되면 혈압은 상승하고, 평상심을 되찾고 안정이 되면 혈압은 정상이 된다.

혈압은 자율신경계에 의해서 결정되므로 교감신경이 항진되는 생활을 하면 당연히 상승한다. 교감신경이 항진되는 생활인 긴장과 스트레스를 많이 받거나 불안한 생활이 지속되면 인체는 자연스럽게 혈압을 상승시켜 인체를 조율하기 때문이다. 그러니 혈압약을 복용하면 일시적으로 혈압은 내려가지만 '교감신경의 긴장'이라는 근본 원인은 제거되지 않기 때문에 아무리 오랜 기간 약을 먹어도 치유로 이어지지는 않는 것이다.

# 고혈압의 근본 치유를 위한
## 생각의 전환

　서양의학이 질병의 근본 원인을 치료하지 못하는 이유는 질병을 바라보는 관점에 문제가 있기 때문이다. 사람마다 가지고 있는 면역력, 자연치유력의 상태가 달라서 질병이 생기는 방식과 나타나는 증상도 다른데 서양의학은 세균이나 유전자가 질병 발생의 원인이며 인체는 복잡한 기계와 비슷하다고 본다. 대부분의 질병은 전적으로 박테리아나 바이러스의 침범에 의해 발생한다는 것이다.

　인체의 메커니즘을 생각하면 질ㄴ병을 예방하고 치료하는 데 무엇보다 우선시되어야 하는 것은 인체의 자연치유력을 극대화시키는 것이다. 생활습관이 건강하지 못하거나 몸이 다양한 화학물질로 오염되면 인체는 혈관벽에 지방, 노폐물 등의 오염물을 침착시켜서 혈액을 정화하고자 한다. 그런데 오염물질을 혈관벽에 침착시키는 데도 한계가 있다. 혈관이 너무 가늘어지기 때문이다. 이

때 몸의 자연치유력은 오염된 혈액을 출혈시켜 혈관 밖으로 보내거나 한 부분에 모아 굳힘으로써 나머지 혈액을 정화시키는 역할을 한다. 출혈과 혈전은 형태만 다를 뿐 '혈액 정화'라는 인체의 필요에 의한 현상이며, 이 외의 인체에서 일어나는 다양한 증상들 모두 인체의 필요에 의한 것이다.

질병을 근본적으로 치료하는 것은 질병의 원인에 대한 견해를 바꾸는 데서 시작된다. 질병의 원인도 질병을 고치는 것도 모두 자기 자신이란 자각에서 진정한 치료는 시작된다.

## 각자에게 맞는 맞춤형 의료가 중요하다

서양의학은 고혈압을 진단하고 치료함에 있어 기계적인 수치에 의존한다. 과학과 기계의 수치는 절대적 진리가 아닌 참고 사항이고 조건부의 가설이다. 과학이 해결해주지 못할 경우 치료를 빨리 포기하거나 약물 남용의 늪으로 빠져 많은 부작용을 겪다가 합병증에 걸릴 수도 있다. 과학적 의술에 대한 지나친 믿음에서 빨리 벗어나서 자신의 질병은 스스로 노력해서 치유해야 한다는 생각을 가져야 한다.

세계적인 면역학자인 아보 도오루 교수도 지나치게 과학적 근거에 기초해 치료하는 것에 대해 걱정을 했다.

"근래 의학계는 EBM(Evidence Based Medicine), 즉 과학적 근거에 기초한 의료를 선택하고 있다. 그 사고방식은 중요하지만 너무 지나치다는 느낌이다. 과학적인 근거도 중요하지만 그것에 너무 집착하면 환자 한 사람 한 사람을 놓치게 된다. 환자 개개인의 체질, 생활습관과 생활환경 등에 관심을 가지면서 개인의 특성을 감안하여 치료하는 NBM(Narrative Based Medicine)가 중요하다."

개인의 특성에 맞는 치료를 해야 고혈압을 비롯한 각종 질병의 근본 치료가 가능하다.

# PART 2

# 혈압약을 끊어야
# 고혈압이 낫는다

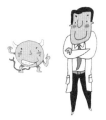

놀랍게도 혈압약은 심장의 근력을 약화시켜 혈압을 억지로 낮추는 작용을
한다. 혈압약으로 눈에 보이는 수치를 낮출 수 있는지 몰라도 머리끝에서
발끝까지 다양한 부작용을 초래한다. 이 때문에 고혈압은 혈압약을 끊어야
낫는다.

# 질병에 걸리는 것보다
# 약의 부작용이 더 무섭다

서양의학의 약제학 서적에 '약은 독'이라고 쓰여 있다. 인체와 같은 유기체는 생체 안에서 생명력에 의해 만들어지는 유기물질만을 처리할 수 있다. 그래서 인체와 같은 유기체에는 천연 유기재료와 천연 유기물질 혹은 식물에서 추출한 천연 성분을 사용하는 것이 훨씬 효과적이다. 그런데 약은 대체품, 즉 우리 몸이 분해할 수 없는 합성화학약품인 무기물질을 사용하고 있다. 이것이 이른바 독성이다.

천연 약효 성분을 인공적으로 합성해 화학약품을 만든 것이 지금의 약이다. 대부분의 화학약품은 약효가 있는 천연 약제나 허브를 그대로 사용하지 않고 분해하고 가공해서 약효 성분을 찾아낸 뒤에 화학적으로 만든 것이다. 천연 약제 상태로는 특허를 받을 수 없고 유통도 쉽지 않지만, 화학약품은 특허를 받아서 판매하면 적게는 수십 배에서 많게는 수백 배의 이윤이 생기기 때문이다.

의학박사 이시하라 유미는 다음과 같은 말을 했다.

"약을 먹으면 낫는다고 맹신하는 사람이 많은데, 이 상식에는 커다란 오류가 있다. 고혈압 같은 질병에 화학약품을 10년 이상이나 매일 복용하게 하는 것을 진정한 치료라고 말할 수 있을까? 10년 이상이나 같은 약을 투약하는 것은 진정한 치료가 아니라 증상만을 억누르는 대중 요법이며, 근본 치료도 되지 않는다. 그래서 환자 수와 의사 수가 점점 늘어나는 건지도 모른다. 약은 다른 한편으로는 독이다. 약을 잘못 쓰거나 남용하면 유해할 뿐만 아니라 자연치유력을 오히려 약화시킨다. 그리고 잘 듣는 약일수록 강한 부작용이 있다. 약은 모두 독이라 할 수 있다. 이 독을 써서 병의 증상을 제압하려는 것이 투약인데, 실은 여기에 서양의학의 커다란 맹점이 있는 것이다."

## 약의 부작용으로 죽는 환자가 하루에 300명 이상이다

미국의학협회저널의 발표에 따르면 매년 병원에서 약의 부작용으로 죽는 환자들의 수가 10만 6000명에 달하는 것으로 나타났다. 하루 평균 300명이 합법적으로 시판되는 약을 먹고 죽어가는 셈이다. 이는 병원에서 밝힌 숫자에 불과한데 집이나 요양원에서 죽은 사람, 심각한 부작용으로 회생이 어려운 사람까지 합치면 해마다 100만 명 이상이 처방약의 부작용에 희생되고 있다는 것이 학자들의 주장이다.

10만 6000명이라는 수는 미국의 9·11 참사로 인한 사망자보다 35배나 많은 수이며, 10년간 베트남 전쟁에서 5만 명을 잃은 사람 수의 2배이다. 더욱 놀라운 사실은 그것이 해마다 발생한다는 데 있다. 이는 FDA가 매년 50만 건 이상의 부작용 보고를 받고 있음을 감안할 때 결코 허황된 추측이 아니라는 것을 알 수 있다. 이전에 이루어진 애리조나대학의 연구에 의하면 약 28%의 입원 환자는 처방 약과 관련된 문제로 질병이 생겼다고 한다. 3명 중 1명 꼴로 약 때문에 입원을 하게 되었다는 것이다. 유방암으로 매년 4만 6000명이, 에이즈로 매년 4만 명이 죽는 것과 비교하면 약의 부작용이 얼마나 심각한지 느낄 것이다.

# 혈압약이
# 혈압을 떨어뜨리는 원리

어쨌든 간에 수많은 의사들이 혈압약을 처방하고 있고, 또 그것을 복용하는 환자들이 있다면 혈압약도 뭔가 효능이 있다는 얘기일 것이다. 그렇다면 과연 그 '효능'은 무엇이며, 어떤 원리에 따라 나타날까?

혈압약의 눈에 띄는 효능은 혈압 수치를 낮춰서 인체가 정상 혈압을 유지하게끔 하는 것이다. 이를 보고 제약회사 관계자나 의사들은 "약을 먹으니 이렇게 간단히 정상 혈압을 유지하지 않느냐"라면서 약의 효능에 우쭐해할지도 모른다. 하지만 혈압약은 엄밀히 말하면 원인과는 상관없이 혈압을 강제로 떨어뜨리는 '강압제(혈압강하제라고도 한다)'다.

서양의학의 혈압약이 혈압을 떨어뜨리는 방식에는 여러 가지가 있지만 기본적으로는 혈관을 확장하거나, 혈액의 양을 감소시키거나, 심장의 활동력을 떨어뜨리는 것으로 요약할 수 있다. 혈압약의 이 세 가지 메커니즘은 결국 '혈관의 탄력'과 '심장의 근력'을 약화시켜 일시적으로 혈압을 내리는 것이다. 만약 한 가지 약물만으로 혈압이 잘 떨어지지 않으면 다른 종류의 강압제를 추가로 투여하기도 한다. 일반적으로 혈압약을 먹는 사람의 절반 이상은 두 가지가 넘는 혈압약을 복용하는 경우가 많다.

## 혈관을 확장시켜 혈압을 내린다

혈관을 넓히는 약은 혈관확장제, 알파차단제, 안지오텐신전환효소억제제(ACE억제제), 칼슘길항제, 안지오텐신 II 수용체차단제(ARB) 등이다. 이러한 약물을 사용하면 혈관이 넓어지면서 혈관 내 저항력이 감소하고 공간도 확대되므로 결과적으로 혈압이 내려간다.

가장 널리 사용하는 칼슘길항제는 칼슘통로차단제라고도 하는데, 혈관 내벽의 세포로 칼슘이 들어가지 못하게 해 말초혈관을 확장시키고 심장의 근력을 약화시킴으로써 혈압을 내린다.

혈관벽의 세포에 칼슘이 유입되면 혈관은 강하게 수축하고, 혈소판에 칼슘이 유입되면 혈소판은 응축되고 혈관벽에 혈소판 침착물이 증가한다. 이로 인해 혈압이 상승하기 때문에 혈관벽의 세포와 혈소판에 칼슘이 유입되지 않게 함으로써 혈압을 낮추는 것이다. 칼슘길항제는 ACE억제제와 함께 고혈압 약물 치료에서 가장 많이 사용되고 있지만, 칼슘길항제의 작용은 심장과 혈관계에서 심박수와 수축력을 낮추고 동맥을 이완시키며 심장의 신경 충동을 억제해 심장의 근력을 약화시키는 부작용이 나타난다.

## 혈액의 양을 감소시켜 혈압을 내린다

이뇨제라 분류되는 약으로, 신장에 작용해 나트륨과 수분 배설을 촉진해 혈액량 자체를 줄임으로써 혈압을 낮추는 역할을 한다. 즉 혈액 중의 염분과 수분을 신장을 통해 강제로 배설하도록 만듦으로써 혈액의 양을 감소시켜 혈압을 내린다. 혈압을 내리기 위해 소변의 양을 늘리기 때문에 혈액과 신체조직 속의 수분이 줄어들기도 한다. 또한 혈중의 칼륨 농도가 낮아지며 콜레스테롤이나 지질의 양이 많아진다.

이뇨제는 가격이 싸기 때문에 고혈압 환자에게 제일 처음 처방하며, 다른 강압제와 함께 사용하면 강압 효과가 크기 때문에 병합요법에 우선적으로 고려되는 약제다. 지금까지 가장 인기 있는 유형은 티아자이드 이뇨제이다. 티아자이드 이뇨제는 경미에서 중등 범위의 고혈압 환자에게 처음으로 처방되는 경우가 많다.

## 심장의 활동력을 감소시켜 혈압을 내린다

심장의 박동수를 천천히 약하게 수축하면 혈압은 내려간다. 대표적인 혈압약 베타차단제는 심장박동수와 심장의 수축력을 낮추고 동맥을 이완시키는 효과를 낸다. 베타차단제는 고혈압 외에도 협심증이나 심장의 일정한 박동장애 치료에 이용된다. 베타차단제에 의해 심장 기능이 감소하면 산소를 덜 필요로 하게 되므로 협심증이 완화되는 원리이다.

베타차단제는 많은 환자들에게 심각한 부작용을 유발한다. 이완된 동맥계에서 심박출량이 감소되므로 손과 발, 두뇌에 충분한 혈액과 산소가 공급되기 어려운 경우가 자주 발생한다. 그 결과 베타차단제를 복용하는 사람들은 흔히 수족냉증, 신경통, 정신기능의 손상, 피로, 현기증, 우울증, 무기력증, 성욕 감퇴, 발기부전 등

## ▐▌ 병원에서 혈압약을 처방하는 순서

혈압약을 처방하는 순서는 증상마다 다르지만, 일반적으로 처음에는 이뇨제를 처방하고, 그것이 효과가 없으면 교감신경억제제를, 그다음엔 혈관확장제를 처방한다.

혈압약 중에서 이뇨제나 기타 단독으로 사용할 수 있는 약물을 1단계 약물이라고 말한다. 티아자이드 이뇨제는 지금까지 가장 인기 있는 1단계 약물이지만 칼슘길항제나 안지오텐신전환효소억제제(ACE억제제) 및 안지오텐신Ⅱ수용체차단제(ARB)로 대체되고 있다. 베타차단제는 알려진 부작용 때문에 1단계 약물로는 적합지 않다.

2단계는 2가지 약제를 사용하고, 3단계는 3가지, 4단계는 4가지 약제를 사용한다. 의사들은 약물을 복합적으로 사용하기 이전에 단일 요법을 사용하라는 교육을 받는다. 물론 비약물적 요법을 우선적으로 사용하라는 교육도 받지만 그런 처방은 드물다.

어떤 혈압약이든지 혈압 수치만 내릴 뿐 혈압의 근본 원인을 치료하지 못한다.

의 증상을 호소한다. 또한 베타차단제는 콜레스테롤과 트리글리세리드 수치를 상당히 높이기도 한다.

주의할 점은 베타차단제의 복용을 갑자기 중단해서는 절대 안 된다는 것이다. 두통과 심박수의 증가, 혈압의 극적인 상승과 같은 금단 증상을 유발하기 때문이다.

베타차단제는 폐의 기도를 좁히기도 하므로 천식 환자는 복용하면 안 되고, 심장의 수축력을 약화시키기 때문에 심장기능 부전 증세가 있거나 심장의 혈액 공급 기능이 나쁠 때는 적절하지 않다.

## 그러나 정작 근본 원인은 방치한다

여기서 가장 큰 문제는 혈압을 올라가게 한 근본 원인에 대해서는 그 어떤 처방도 없다는 것이다.

건강에 대한 지식이 부족한 많은 사람들은 혈압 수치가 내려가니까 '아, 내 혈압이 정상을 되찾고 있구나'라고 생각한다. 하지만 실제로는 정반대 현상이 일어나고 있다. 앞에서도 살펴보았듯이 혈압이 올라가는 것은 인체가 균형을 이루기 위한 '항상성 반응'에 불과하다.

근본 원인을 없애면 당연히 혈압은 정상으로 되돌아간다. 혈압약의 수많은 부작용 중에서 제일 큰 부작용은 혈압을 올라가게 하는 근본 원인을 계속해서 방치한다는 데 있다.

# 혈압약의
# 치명적인 부작용

혈압약을 복용하고 있거나, 이제 막 복용하기 시작한 사람들은 자신의 몸에 나타나는 변화를 면밀히 관찰할 필요가 있다. 많은 사람들이 혈압약의 부작용을 겪고 있는데 대부분은 부작용인 줄도 모르고 있으며, 자신도 모르게 생긴 부작용으로 생명이 위태로워지는 사람들도 있기 때문이다. 고혈압 환자들이 호소하는 혈압약의 부작용으로 다음과 같은 증상들이 있다.

- 성욕이 줄어든다
- 운동 능력이 떨어진다
- 우울증이 생긴다
- 불면증이 생겨 쉽게 잠을 이루지 못한다
- 쉽게 피로해진다

- 두통, 어지럼증(현기증), 소화불량이 생긴다
- 발목이 부어오른다
- 심장이 두근거린다
- 팔다리가 저린다
- 갈증이 생긴다
- 감기에 잘 걸리며, 잘 낫지 않는다
- 여성은 우울증, 불면증, 심장 두근거림, 불안감 등의 증상이 생긴다.
- 남성은 발기장애, 성욕 감퇴, 빈뇨, 의욕상실 등의 증상이 생긴다.

## 칼슘길항제의 부작용

칼슘길항제는 혈관의 탄력과 심장의 근력을 약화시키는 대표적인 혈압약이다. 심장의 근력이 약해지면 당연히 운동 능력이 떨어진다. 또 심장이 약해 혈액을 온몸으로 순환시키지 못하니 심장에서 멀리 떨어져 있는 팔다리가 저릴 수밖에 없다.

그 외의 부작용으로는 심한 권태감, 현기증, 변비, 발진, 식욕부진, 기립성 저혈압, 안면홍조, 두통, 두중, 빈맥, 빈뇨, 하퇴부종, 자궁수축력 감소, 알레르기 반응, 몸속 수분의 정체, 피로, 발기부전(사용자의 20%) 등이 있다. 보다 심각한 부작용에는 심박수의 불안, 심부전, 협심증 등이 있다.

## 이뇨제의 부작용

이뇨제는 신장에 작용해 나트륨과 수분 배설을 촉진하고, 혈액량 자체를 줄임으로써 혈압을 낮추는 역할을 한다. 그 결과 장기간 복용하면 신장 기능이 약해지고 탈수 현상이 일어난다. 앞에 열거한 부작용의 증상 중에서 '갈증이 생긴다'가 바로 탈수 현상의 결과라고 할 수 있다.

이뇨제의 또 다른 부작용으로 가벼운 두통, 혈당 수치 상승, 요산 수치 상승, 근육 약화, 칼륨 수치 저하로 인한 경련 등이 있다. 성욕 감퇴와 발기부전도 생기고, 이보다 드물게 알레르기 반응, 두통, 시야 흐림, 메스꺼움, 구토, 설사와 같은 부작용이 생기기도 한다. 통풍, 당뇨병(당뇨병의 발생 위험률 11배나 높이다), 신장기능 저하, 간이 약한 사람의 경우 간성혼수, 콜레스테롤 지질의 양 증가, 권태, 무력감, 갈증, 위장장애, 발진, 안면홍조, 탈수의 가능성도 있다. 뿐만 아니라 칼륨과 마그네슘, 칼슘의 손실을 유발하고 신부전, 치매, 중풍을 불러올 위험이 있다.

녹내장도 치명적인 부작용 중 하나다. 혈압약으로 인해 눈 안의 투명한 액체인 안방수가 원활하게 배출되지 않아 안압이 상승하고 그 결과 녹내장을 초래한다.

## 베타차단제의 부작용

베타차단제는 1960년대에 처음 국내에 소개되었으며 1990년대

들어 사용량이 줄었다. 베타차단제는 고령자들의 암으로 인한 사망 원인 중의 하나이고, 기억 기능에 문제를 일으킬 수 있다.

베타차단제를 장기적으로 복용하면 운동능력이 약화되고, 심장 박동이 약해지고 느려지기 때문에 체력이 약해질 수 있다. 심박출 량이 감소되므로 손과 발, 두뇌에 충분한 혈액과 산소가 공급되기 어려운 경우가 자주 발생한다.

베타차단제를 사용하는 사람들이 흔히 호소하는 증상으로 수족 냉증, 현기증, 잦은 피로감, 협심증 악화, 정신 기능의 손상, 불면 증, 우울증, 무기력증, 성욕 감퇴, 발기부전, 신경통 등이 있다.

베타차단제는 콜레스테롤과 중성지방(트리글리세리드) 수치를 상 당히 높이기도 한다. 콜레스테롤 수치에 민감한 사람은 고혈압 상 태가 지속되면 고지혈증, 동맥경화, 심근경색이 함께 나타날 가능 성이 높다.

## 알파차단제의 부작용

알파차단제는 혈관을 구성하는 근육에 아드레날린수용체를 차 단해 혈관을 이완시켜 혈압을 떨어뜨린다. 아드레날린은 혈관을 수축함으로써 혈압을 높이는 역할을 한다.

알파차단제는 방광을 이완시켜 전립선비대증으로 소변을 보기 가 어려운 사람에게 효과가 있는 것으로 나타났으나, 여성의 경우 에는 스트레스성 요실금을 일으킬 수 있다.

알파차단제의 부작용으로 심장이 빨리 뛰거나 가슴이 두근거리는 증상, 어지럼증, 현기증, 갈증, 입술 마름, 안구 충혈, 안면홍조, 심계항진, 부종, 빈뇨, 권태감, 두통, 성 기능장애 등이 있다.

## ACE억제제와 ARB의 부작용

ACE억제제(안지오텐신전환효소억제제)나 ARB(안지오텐신 II 수용체 차단제)는 우리 몸이 지닌 레닌−안지오텐신 R−A계를 정지시켜 혈압을 내리는 약이다.

레닌−안지오텐신계의 반응은 혈압을 상승시키는데, 이는 본래 인체가 살아남기 위한 반응 기전이다. 갑자기 적을 만나거나 위급한 상황에 직면했을 때 교감신경이 항진되어 심장이 빨리 뛰고, 혈관이 수축하는 등의 반응이 레닌−안지오텐신계의 작용라고 볼 수 있다.

먼저 개발된 것은 ACE억제제이며, ACE억제제보다 효과적인 것이 ARB이다. 1981년부터 미국에서 사용되기 시작한 ACE억제제는 전구체인 레닌과 안지오텐신 I 에서 안지오텐신 II 호르몬이 활성화되는 것을 억제하는 작용을 한다. 안지오텐신 II 에 의해 혈관이 수축되면 ACE억제제는 혈관을 확장시켜서 혈압을 낮춘다.

안지오텐신 II 는 생체 내에서 발견되는 혈압 상승 물질 중 가장 강력한 물질이다. ARB는 ACE억제제와 비슷한 방법으로 작용하며, 안지오텐신 II 의 활성화를 차단하는 대신 안지오텐신 II 수용체를 차단한다. 혈압 저하 효과가 뛰어나며 ACE억제제보다 안전성도 높은 것으로 밝혀졌다.

ACE억제제를 처음 투여하면 혈압이 현저히 떨어지면서 기립성 저혈압, 현기증이나 두통이 생길 수 있으니 고령자나 탈수 증상이 있을 때는 주의를 요한다. 부작용으로 백혈구나 적혈구 등 혈액 성분의 장애, 칼륨의 증가로 인한 신장장애 등이 있으니 신장장애가 있는 사람의 경우 복용에 신중해야 한다.

가장 많은 부작용은 잦은 기침이 만성화되는 것인데, 복용 후 1주에서 1개월 안에 사용자 20~30%가 헛기침을 한다. 발진이나 가려움증, 권태감, 무력감, 식욕 감퇴, 단백뇨, 활력 저하를 겪는 사람이 많다. 혈관 부종은 얼굴, 입술, 인후두에 오는데 보통 1주 이내에 발증하는 경우가 많고 복용을 중단하면 2~3일 내에 없어진다.

ARB의 대표적인 부작용은 ACE억제제와 비슷하며 고칼륨혈증, 저혈압, 신장장애, 혈관 부종 등이 있다. 임신 초기에 투여하면 태아의 발달에 문제를 일으키거나 낙태까지 초래할 수 있으니 임산부는 절대 복용하지 말아야 한다.

위에 나열한 부작용 중에서 금방 드러나는 것이라면 누구나 쉽게 알 수 있지만, 오랜 시간이 지나 나타나는 부작용은 그게 혈압약 때문에 생겼다는 사실조차 모르는 경우가 많다. 혈압 수치만 낮출 생각으로 처방만 하고 오히려 근본 원인을 없애는 치료 노력은 외면하기 때문에 원래의 병은 더욱 깊어질 수밖에 없다.

# 혈압약을 장기간 복용하면
# 합병증으로 고생한다

혈압약이 무서운 또 하나의 이유는 일시적으로 증상을 완화하는 약이다 보니 평생 먹을 수밖에 없고, 장기 복용으로 인해 합병증이 생기기 때문이다. 이는 매우 위험한 상황이다. 그렇지 않아도 몸 어딘가에 이상이 있어 혈압이 높아지는데, 혈압약을 통해 또 다른 질병을 얻는다니 말이다.

**수명 단축, 치매, 심장발작, 중풍**

물론 의사들은 부작용 없는 약이 어디 있느냐고 말한다. 그러나 약을 먹는 것이 오히려 건강을 해치고 수명을 단축한다면 그것은 단순한 부작용이 아니다. 미국에서 혈압약을 복용한 사람과 그렇지 않은 사람을 나누어 평균수명을 조사한 결과 혈압약을 복용한 쪽의 평균수명이 더 짧은 것으로 나타났다. 혈압약으로 혈압을 무리하게 내리는 바람에 뇌 안으로 혈액이 공급되지 않아 뇌의 활동성이 나빠져 결국 수명이 줄어든 것이다.

일본의 의사 히가시 시게요시는 "혈압약을 장기간 복용하면 치매에 걸리기 쉽다"는 연구 결과를 내놓았다. 나이가 들어 치매에 걸리기 쉬운 까닭은 노화로 인해 혈액순환이 나빠져 뇌 안으로 혈액이 충분히 공급되지 못하기 때문이다. 나이가 들면 누구든지 혈압이 오른다. 이는 노화의 자연스런 현상이다. 그런데 여기에다 혈압약을 과도하게 복용하면 더 빨리 치매에 걸리는 것이다. 특히 고령자일수록 혈압약을 복용하는 것을 상식으로 받아들이는 경향이 강해 혈압약을 복용하는 노인일수록 더 빨리 치매에 걸린다.

미국심장학회에서는 최근 더 놀라운 결과를 내놓았다. 혈압약 복용자는 그렇지 않은 사람보다 60%나 더 많이 심장발작을 일으킨다는 것이다. 아무런 치료도 하지 않은 고혈압 환자에게서 심장발작이 일어나는 확률은 1%인데, 혈압약 중 하나인 칼슘차단제를 복용하는 환자의 심장발작률은 1.6%로 60%가 더 높은 것으로 보고하였다. 또 사람들은 혈압약을 먹으면 뇌출혈로 쓰러지거나, 중풍(뇌졸중) 혹은 치매에 걸리지 않을 것이라고 생각하지만, 그것은 잘못된 생각이다. 도리어 혈압약의 가장 큰 부작용이 바로 치매, 중풍, 뇌출혈이다.

## 어혈과 잔병치레, 당뇨병

어떤 혈압약도 장기간 복용하면 그 부작용을 피할 수 없다. 특히 당뇨병, 고지혈증, 울혈성 심부전, 천식, 만성 폐질환을 앓고 있는 사람이 혈압약을 장기 복용하는 것은 매우 위험하다. 그런데도 지금의 의료계는 성급하게 혈압약부터 처방하니 안타까울 뿐이다.

혈압약을 오랫동안 복용한 사람들 가운데 발기부전 부작용을 경험하는 사람들 역시 많다. 이는 혈압을 무리하게 내리다 보니 심장이 신체의 가장 끝부분의 모세혈관까지 충분히 혈액을 밀어내지 못해 생기는 혈액순환 장애의 결과다.

의사들은 고혈압 합병증의 하나인 동맥경화를 막기 위해 고지혈증약을 함께 처방한다. 그러나 사실은 혈압약의 부작용이 바로 동맥경화이며 고지혈증이다. 혈압약을 오랫동안 먹으면 몸속의 혈액이 *끈끈해지고 덩어리가 진다*(한의학에서는 이를 '어혈'이라 한다). 끈적끈적하고 덩어리진 피는 흐르지 않고 혈관벽에 쌓여 혈액의 흐름을 방해한다. 이것이 고지혈증과 동맥경화의 원인이다.

또 다른 알려지지 않은 부작용으로는 혈액 속에 있는 백혈구, 적혈구, 혈소판과 같은 우리 몸에서 면역을 담당하는 중요한 요소들을 망가뜨려 감기에 걸려도 쉽게 낫지 않는 잔병치레가 잦은 몸이 된다는 것이다.

제약회사가 만든 사용설명서에 적혀 있는 수많은 부작용은 단기 또는 장기간에 걸쳐 복용한 사람에게서 실제로 많이 나타나는 것들이다. 심지어 혈압약을 장기 복용하면 당뇨병, 간염, 신부전과 같은 합병증에 걸릴 수도 있다. 이런 질병들은 현대 서양의학으로는 아직까지 치료할 수 없는 난치병이다. 하루에 겨우 10~20mg 정도의 미량을 매일 복용하여 합병증을 얻게 된다면 혈압약은 치료제라고 보기 힘들다.

# 혈압약은 자연치유력과 면역력마저 앗아간다

 고혈압을 비롯한 모든 병의 진정한 치료는 우리 몸이 저절로 나을 수 있도록 하는 자연치유력과 면역력을 원활히 회복할 수 있도록 돕는 것이다. 특히 의학의 힘으로 완치가 안 되는 만성질환이라면 환자가 그 질병에 대해 바르게 알 수 있도록 참된 정보를 제공하고, 질병을 부추기는 나쁜 생활습관을 바로잡기 위해 어떤 노력을 해야 하는지를 구체적으로 교육해야 한다. 이것이 바로 근본적으로 질병을 치료하는 최선의 치유법이며, 질병의 고통을 줄이는 의사의 진정한 역할이다.

 하지만 단기간에 증상을 호전시키기 위해 약 처방을 우선으로 하다 보니 환자들의 몸은 서서히 기능이 저하되고 나중에는 그 기능을 완전히 잃게 된다. 이를테면 배변이 시원치 않다고 해서 계속 변비약을 먹으면 대장 기능이 무력해져 나중에는 변비약 없이는 살 수 없게 된다. 이렇듯 약을 먹지 않아도 나을 병인데 약부터 찾는 사람들은 저절로 낫는 자연치유력이 떨어져 나중에는 약을 써도 쉽게 낫지 않는 허약한 체질이 되고 만다.

자연치유력은 스스로 활동할 기회를 주지 않으면 사라진다. 또 몸의 이상 증상을 바로잡기 위한 치유 과정에서 나타나는 증상인 발열이나 발한, 통증, 가려움, 설사 등을 약으로 억제하다 보면 면역 체계에 혼란이 온다. 필요 이상으로 남용하는 약은 면역계를 교란하기 때문에 약을 자주 복용하는 사람이 그렇지 않은 이들보다 각종 질병에 더 쉽게 걸리는 것이다.

많은 의학자들은 지난 수십 년간 간염, 알레르기, 류머티즘성관절염 등의 만성질환이 급격히 늘어난 이유를 약물 남용에 따른 면역 기능 이상에서 찾고 있다. 서양의학의 아버지라 불리는 히포크라테스도 "진정한 의사는 내 몸 안에 있다. 내 몸 안의 의사가 고치지 못하는 병은 어떤 명의도 고칠 수 없다"는 말로 면역력을 강조했음에도, 오늘날의 의료계는 약물 남용으로 진정한 치유의 열쇠인 면역력을 도리어 파괴하는 행위를 서슴지 않고 있다.

질병을 치유하고 건강을 회복하기 위해서는 자연치유력과 면역력을 강화하는 데 무게 중심을 두어야 하는데, 오히려 정반대의 길을 가고 있는 것이다.

# 고혈압 치료에 대한
# 명확한 대답

　질병과 생활습관이 얼마나 밀접한 관련이 있는지를 미처 알지 못하던 시절에는 일단 고혈압이라는 진단을 받으면 아무런 의심 없이 약을 복용했다. 하지만 다방면의 연구를 통해 고혈압이 식습관과 생활습관에서 비롯된다는 것이 밝혀진 지금, 식생활 조절을 통해 고혈압을 개선하려는 사람들이 점차 늘어나고 있다. 그런데도 병원밖에 모르는 사람들은 여전히 하루라도 혈압약을 거르면 당장 큰일이 나는 줄 알고 있다.

　고혈압은 인체의 항상성을 유지하기 위한 현상이며, 근본 원인을 제거하면 서서히 개선된다. 사실, 병원에서 처방하는 혈압약을 복용하면 혈압 수치가 정상이 될 수는 있지만 평생 약을 먹으면서 부작용에 시달려야 한다. 이것은 서양의학이 고혈압의 근본 원인을 바로잡지 않고 그저 약을 통해서 눈에 보이는 혈압 수치만 낮추려고 하기 때문이다.

'당장 증상은 없어지지만, 적잖은 부작용이 유발된다.'

이는 서양의학에서 행하는 치료의 공통된 문제점이다. 서양의학을 공부한 의사들 중 상당수가 이러한 치료법에 회의를 느끼고 있다. 대표적으로 미국의 소아과 전문의이자 의학박사인 로버트 멘델존은 "서양의학은 '질병의 원인'이 아닌 '질병의 증상'에 휘둘리고 있다"고 말했다. 치료의 원칙은 질병의 원인부터 없애는 것인데도 왠지 의사들은 이 문제에는 큰 관심을 보이지 않고 있다는 것이다. 그렇기 때문에 근본적인 치료를 하지 못하고 있다는 것이다.

## 내 몸 안의 자연치유력을 깨워라

《뉴잉글랜드 의학잡지(New England Journal of Medicine)》의 주간이던 프란츠 인겔핑거는 1976년에 〈의사는 과연 질병을 고치고 있는가〉라는 글을 발표했다. 그는 자신의 풍부한 임상 경험을 분석한 결과, 질병을 고치기 위해 의사가 관여하는 부분이 생각만큼 크지 않았다고 말했다. 그는 "대략 11%는 의사가 고친다고 해도 9%는 오히려 의사가 개입해서 더 악화되었다"고 말한다. 더욱 중요한 사실은 "80%가 의사가 관여하든 그렇지 않든 결과에는 별 차이가 없었다"는 것이다. 이는 이른바 '자연치유력'이 질병을 치료하는 데 얼마나 중요한지를 보여주는 매우 중요한 단서라고 할 수 있다. 와타나베 쇼는 "질병은 약으로 낫는 것이 아니라 스스로의 생명력으로 낫는다. 이처럼 스스로 질병을 고치는 힘을 '자연치유력'이라 한다"라고 말했다. 나도 이들의 의견에 전적으로 동의한다. 그래서 자연치유력으로 고혈압을 치료하기 위해 30여 년간 노력했으며, 지금도 관련 연구를 계속하고 있다. 내가 이렇게 자연치유력을 연구하고 있는 까닭은 인체는 늘 자신이 해오던 대로 움직이려는 항상성을 지니고 있기 때문이다. 다시 말하자면 인체는 혈압과 체온 이외에도 산소, 수분, 염분, 체액이 균형을 이루면서 늘 그러한 상태를 유지할 수 있도록 스스로를 조율하면서 모든 기관과 조직을 움직이고 있다. 따라서 고혈압도 자연치유력을 일깨워 치료해야 한다는 게 나의 신념이다.

**:: 자연치유력을 위한 5가지 지혜**

앤드루 와일 박사의 《자연치유》(1997년 국내에서 번역 출간)는 미국에서 베스트셀러가 되었고, 와일 박사는 타임지가 뽑은 가장 영향력 있는 25명의 미국인 중 한 명으로 대서특필되었다. 그는 "질병의 치유로 가는 최대의 희망은 면역 반응이다. 생물은 모두 치유 능력이 있다"라고 강조한다. 그러면서 자연치유에 필요한 5가지 지혜를 다음과 같이 제시한다.

● 몸은 건강해지고 싶어한다.
● 치유는 자연의 힘이다.
● 몸의 각 부분은 하나로 연결되어 전체가 된다.
● 마음과 몸은 분리되지 않는다.
● 신념이 치유력에 큰 영향을 끼친다.

## 원인을 알고 치료하라

한의학의 개념 중에 '증치의학(證治醫學)'이라는 것이 있다. 이것은 '사람은 원래부터 균형을 이룬 상태로 태어나는데, 외부의 어떤 원인이 균형을 깨뜨려 질병이 생긴다'는 관점이다. 다시 말해 질병의 증상인 증(症)을 통해 질병의 원인을 파악해 질병을 근본적으로 치료한다는 것이 증치의학의 핵심이다.

서양의학에서는 고혈압을 약으로 치료한다. 그러한 치료법은 일시적으로 증상을 완화하는 대증요법일 뿐 완치 요법이 아니므로 평생 약을 먹을 수밖에 없다. 이는 오늘날 병원이 고혈압, 고지혈증, 심장병, 중풍, 당뇨병, 아토피, 비염, 천식, 알레르기질환 등의 만성질환자들로 넘쳐나는 이유이기도 하다.

원인을 알지 못한 상황에서 장기간 대증요법 치료를 하면 각자의 몸 상태나 상황에 따라서는 상당히 위험해질 수 있다. 증상을 억누르면 당장 몸은 편해지지만 저절로 낫게 하는 우리 몸의 자연치유력이 억제당해 근본적으로 치유할 기회를 잃게 된다. 결국 질병이 더 악화되고 계속 약을 먹어야 하는 악순환이 반복된다. 그리고 알게 모르게 부작용으로 고생한다. 이렇게 몸의 자연치유력이 억제되면 나중에는 면역력을 완전히 잃어 '합병증'이라는 새로운 질병까지 더 얻고 만다. '병이 병을 만드는' 셈이다.

물론 대증요법을 무시할 수는 없다. 급성질환으로 증상이 심할 때는 당장 증상을 억눌러서 생명이 위급해지지 않도록 치료해야 한다. 그러나 오늘날 급증하는 대부분의 만성질환과 난치성 질환은 증상만 억누르는 과잉 대증요법으로 인해 병이 더욱 깊어질 수밖에 없다.

눈에 보이지 않는 것들이 서로 밀접한 관계를 맺고 하나로 연결되어 있는 것이 인체(人體)다. 인체는 보이지 않는 97%의 암흑 물질과 암흑 에너지, 그리고 보이는 3%의 항상성에 의해 조절된다. 따라서 3%의 보이는 현상에 치중할 것이 아니라, 보이지 않는 97%의 근본 원인에 눈을 돌려야 한다. 고혈압에서 3%의 보이는 현상은 '혈압이 높다'는 현상이다. 그러나 보이지 않는 97%가 끊임없이 신호를 보내면서 몸의 주인이 생명의 위험 신호를 알아차려주기를 기다리고 있다. 혈압이 높은 데는 반드시 원인과 이유가 있다. 그것을 알아내 치료하면 고혈압은 반드시 낫는다.

## 수치상의 정상 혈압은 무의미하다

중요한 것은 서양의학으로 치료하느냐, 혹은 한의학으로 치료하느냐가 아니다. 어떤 방법이 됐든 중요한 것은 '고혈압의 근본 원인을 치유하고 몸의 균형을 되찾아서 정상 혈압으로 만드는 것'이다.

약으로 혈압을 떨어뜨려 수치상의 정상 혈압을 유지할 것인가? 아니면, 시간이 걸리더라도 근본 원인을 찾아 몸의 균형을 되찾음으로써 정상 혈압을 회복할 것인가? 어떤 방법이 올바른지는 누가 봐도 쉽게 알 수 있다.

# PART 3

# 약 없이 혈압을 관리하는
# 생활습관 & 영양요법

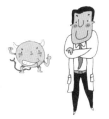

혈압약을 먹고 부작용의 두려움에 갇혀 살 바엔 혈압약을 끊고 스스로 혈압을 낮추는 생활습관과 영양요법을 하는 편이 낫다. 잘못된 생활습관을 하나씩 고쳐나가면서 식사와 영양 관리를 잘한다면 특별한 치료 없이도 충분히 혈압 관리를 할 수 있다. 처음엔 불편하고 번거롭겠지만, 꾸준히 실천하다 보면 습관으로 정착되면서 몸이 전반적으로 좋아지는 것을 스스로 느낄 수 있다.

# 고혈압이
## '생활습관병'인 이유

　생활습관과 밀접한 관계가 있는 질병을 '생활습관병'이라고 한다. 당뇨·고혈압·위장병·뇌졸중·암 등이 대표적인 생활습관병으로 우리나라 의학계에서는 '성인병'이라 불리다가 2003년 5월에 '생활습관병'으로 명칭이 바뀌었다. 생활습관병을 프랑스에서는 '생활 습성 질환'으로, 영국에서는 '라이프 스타일 관련 병'으로, 독일에선 '문명병'으로 각각 부르고 있다.

　생활습관병이라는 명칭이 정착된 이후로 의학계에는 변화가 일었다. 수술이나 약물 요법이 아닌 생활습관을 개선하는 것으로 질병을 치료하는 의사들이 늘어나고, 생활습관병의 60% 이상이 잘못된 생활습관을 바꿈으로써 예방하고 치료할 수 있다는 연구 결과도 속속 발표되고 있다.

　이처럼 서양의학이 생활습관과 질병의 연관성을 인식한 것은 최근의 일이지만, 한의학에서는 애초부터 '모든 질병은 생활습관에서 비롯된다'는 관점에서 진단과 치료를 해왔다. 그런 점에서 한의학을 구시대적인 의학이 아니라 인체를 통합적으로 이해하고 치료하는 인간 중심의 의학이라고 하는 것이다.

한의학에서는 질병의 원인을 다음의 3가지로 설명한다.

- **어혈(탁한 혈액)** : 질병의 대표적인 원인이다. 혈액이 산성화되고 혈액의 구성 성분에 문제가 발생하면 고혈압, 당뇨, 고지혈증, 동맥경화, 암 등이 발생한다. 혈액이 맑아지면 만병이 치료된다.
- **원기(면역력) 부족** : 모든 질병의 원인 중 하나로, 원기가 떨어지면 합병증이 발생하고, 원기가 상승하면 만병이 치료된다.
- **체질적 특성** : 질병의 원인 중 하나로, 체질의 특성을 감안해 치료하면 근본 원인을 빠르게 치료할 수 있다. 근래에는 양약에서도 체질이나 성별의 특성을 감안한 처방을 시도하고 있다.

## 생활습관병의 원인은 '탁한 혈액'

혈액은 한순간도 쉬지 않고 머리끝에서 발끝까지, 피부에서 뼛속까지 돌아다니면서 영양을 공급하고 인체의 독소나 노폐물을 제거하는 역할을 한다.

고혈압·암·당뇨·고지혈증·동맥경화는 인체에서 가장 중요한 혈액을 깨끗하게 정화하기 위한 자연치유의 반응이다. 모든 질병은 혈액이 깨끗해져야 낫고 인체가 건강해지는 것이다.

과로나 스트레스에 의해 질병이 생겨도 어떤 사람은 당뇨병, 고혈압, 신장염이나 통풍, 심근경색이나 협심증이 생기고, 혈관이 약한 사람은 동맥경화가, 혈액이 너무 탁한 사람은 암이 발생하기가 쉽다. 요컨대 질병이라는 것은 그 사람의 유전적, 체질적으로 타고난 강하고 약한 부분에 평소의 습관이 덧대지면서 나타나는 것이다.

생활습관병인 고혈압과 당뇨병은 한 사람에게 동시에 발생하는 경우가 많고 발병 원인과 진행 과정도 비슷하다. 그러니 고혈압이 있을 때는 당뇨병이 겹치지 않았는지를 살펴보고, 당뇨병이 있으면 고혈압이 생길 수 있는 가능성도 염두에 두어야 한다.

고혈압과 당뇨병은 비슷한 점이 많다. 우선 체질의 영향을 많이 받고 비만이나 심한 스트레스, 운동 부족 등 다양한 유발 인자가 작용해 발병한다는 점이 그렇다. 또한 혈액이 깨끗하지 못하다는 점, 확실하게 치료하지 않으면 동맥경화를 일으키고 더욱 악화되면 뇌·심장·신장 등의 주요 장기에 장애를 일으킨다는 점도 비슷하다.

다음의 표에서도 드러나듯이 고혈압을 비롯한 질병들은 식습관, 운동 습관, 흡연 습관, 음주 습관 모두와 밀접한 관련이 있다. 특히 고혈압은 유전적인 원인이 어느 정도 작용해서 생기기도 하지만

**:::** 생활습관과 질병의 관계

| 생활습관 | 잘못된 습관에서 비롯된 질병들 |
|---|---|
| 잘못된 식습관 | 당뇨병, 비만, **고혈압**, 고요산증, 심장병, 대장암, 치주질환 등 |
| 운동 부족 | 당뇨병, 비만, 고지혈증, **고혈압** 등 |
| 흡연 | 폐암, 심장병, 만성 기관지염, 폐기종, 치주질환, **고혈압** 등 |
| 음주 | 알코올중독, 알코올성 간질환, **고혈압** 등 |

대부분은 스트레스, 과로, 과식과 폭식, 운동 부족과 같은 생활습관이 가장 큰 원인이다. 따라서 고혈압을 예방하고 치료하려면 반드시 기존의 잘못된 생활습관과 주변의 환경 요인부터 바꾸는 지혜가 필요하다. 더불어 이미 고혈압 치료를 받고 있는 사람이더라도 생활습관을 개선하면 합병증 예방에 많은 도움이 된다.

그렇다면 생활습관 개선으로 혈압을 얼마나 조절할 수 있을까? 《한국 고혈압 진료 지침서》에 실린 연구 결과는 잘못된 생활습관의 개선만으로도 고혈압 환자에게서 매우 유익한 결과가 나타났음을 보여준다. 특히 체중 감량을 통해 적정 체중을 유지하고, 지방 섭취를 줄이고, 채소와 과일 등으로 균형 잡힌 식사를 하고, 저염식으로 하루 염분 섭취량을 6g 이하로 줄이고, 하루 30분 이상 걷기와 같은 활동을 통해 유산소 운동량을 늘리고, 술을 끊고 금연을 하는 등의 생활습관으로 바꾸다 보면 어느새 혈압이 정상 범위에 도달할 것이다.

■ 혈압을 200mmHg 이상으로 올리는 생활습관

● 극심한 스트레스

● 갑작스러운 운동

● 과도한 성생활

● 배변 시 과도하게 힘을 주는 것

● 급격한 온도 변화


■ 혈압을 내리는 생활습관

● 체중 감량을 통해 적정 체중을 유지하면

→ 수축기 혈압이 5~20mmHg 정도 내려간다

● 지방 섭취를 줄이고 채소, 과일 등 균형 잡힌 식사를 하면

→ 수축기 혈압이 8~14mmHg 정도 내려간다

● 하루 염분 섭취량을 6g 이하로 줄이면

→ 수축기 혈압이 2~8mmHg 정도 내려간다

● 하루 30분 이상 걷기와 같은 유산소 운동량을 늘리면

→ 수축기 혈압이 4~9mmHg 정도 내려간다

● 술을 끊고 금연하면

→ 수축기 혈압이 2~4mmHg 정도 내려간다

# 혈압을 낮추는
## 생활습관

**당장 혈압 수첩을 버려라**

고혈압인 사람들은 기본적으로 혈압 수치에 민감하다. 그런데도 혈압 수첩을 늘 끼고 있으니 그 민감도는 더욱 높아진다. 간혹 수첩을 보면서 괜히 긴장하고 지나치게 신경을 쓰는 탓에 혈압을 스스로 올리는 사람들이 있다. 이런 사람들은 혈압이 그다지 높지도 않고 안정적으로 잘 조절되는데도 자꾸 혈압을 잰다.

만일 당신이 그런 사람이라면 이제부터는 혈압 수치에 둔감해지는 것이 좋다. 병원에서만 혈압을 재고 집에서는 아예 혈압을 재지 마라. 혈압을 재고 하루종일 혈압 수치에 신경을 쓰는 것은 참으로 어리석은 짓이다. 그럴 시간에 차라리 가벼운 운동을 하는 편이 시간 관리나 혈압 관리 면에서 훨씬 이익이 된다.

몸에 별다른 이상 증상이 없다면 혈압 수치에 그렇게 연연해하지 않아도 된다. 혈압 수치가 조금만 높아도 좌불안석이 되어 불안을 느끼면 오히려 심리적인 영향으로 혈압이 더욱 올라간다.

## 술은 적당량을 조금씩 천천히 마셔라

술도 잘 마시면 고혈압 치료에 도움이 된다. 술은 적당히 마시면 스트레스를 풀어주고 긴장을 완화한다. 하루 30ml 이상의 술을 마시면 고혈압이나 뇌졸중의 발생 빈도가 높아지는 것은 익히 알려진 사실이다. 일반적으로 하루에 알코올 20ml 정도, 즉 맥주 한 병, 소주 두 잔, 양주 두 잔이 가장 적당하다.

알코올을 섭취하면 심박출량(사람의 심장, 즉 심실에서 1분 동안 뿜어내는 혈액의 양)이 증가해 혈관 벽에 직접 작용하고 중추신경계와 자율신경계에 무리를 준다. 그렇기 때문에 과음을 하면 혈관이 팽창했다가 수축하는 것을 반복해 혈관의 탄력이 떨어지기 쉽다. 임상에서 보면 얼굴빛이나 입술이 어두운 적색을 나타내어 맥을 짚어보면 혈관의 탄력이 지나치게 떨어져 있거나 혈관의 반발력이 강한 경우가 많다.

적정 주량은 사람에 따라 다르다. 또 그날그날의 몸 상태에 따라서도 달라진다. 주량도 중요하지만 그보다 더 중요한 것은 술을 마시는 속도다. 술을 단숨에 들이켜면 갑자기 많은 양의 알코올이 체내에 들어와 몸이 받는 충격이 커진다.

## 하루에 7시간 이상 푹 자라

면역력이 떨어져 각종 질병이 생기는 요인은 다양하다. 체온의 저하와 수면 부족, 휴식 부족도 주요한 원인이다.

인간은 앉거나 서서 생활하므로 네 발 동물보다 중력에 더 저항하면서 생활하는 셈이다. 그러는 동안 뼈가 체중을 지탱하고 심장은 부지런히 활동을 한다. 이로 인해 산소와 에너지가 사용되면 골수 속에서 혈액을 만들어내기가 바쁘다.

그 영향으로 우리 몸은 누워서 뼈를 쉬게 하는 동안에만 골수 속에서 조혈을 할 수 있기 때문에 뼈가 적절히 휴식하고 충분한 수면을 취하지 않으면 대사장애가 일어나서 질병에 걸릴 위험이 아주 높아진다. 특히 이미 병을 앓고 있는 사람이 충분히 숙면하지 않으면 신진대사가 원활해지지 않아서 질병에서 벗어나지 못한다.

조혈은 면역력의 핵심이다. 그런데 인간이 두 발로 서 있는 상태에서 체중을 지탱하고 정상 혈압을 유지하려면 엄청난 에너지가 근육에서 소비되어 골수에서 조혈을 할 여유가 없어진다. 그렇기 때문에 고혈압이 있는 사람들은 더욱 충분히 숙면하고 휴식을 해야 한다. 아이들은 하루에 10~12시간, 어른은 7~9시간 정도 뼈의 휴식을 위한 숙면을 취해야 약 100조 개의 세포가 충분한 리모델링 과정을 거쳐 신진대사가 정상적으로 이루어진다.

뼈의 휴식이란 단순히 의자에 앉아서 몸을 펴거나 구부리면서 잠시 숨을 돌리는 것이 아니다. 몸을 쭉 펴고 누워서 깊이 잠자는 것을 말한다. 인간은 뼈의 충분한 휴식을 통해서 면역계의 기능을 유지하므로 만약 뼈의 휴식이 부족하면 노화나 질병을 초래하게 된다.

## ■ 숙면이 힘든 사람들을 위한 조언

고혈압이 지속되면 혈액의 강한 압력으로 인해 혈관에 상처가 나거나 동맥경화증이 되기가 쉽다. 손상된 혈관은 비교적 혈압이 안정되는 수면 중에 회복되므로 혈압이 높을수록 숙면을 충분히 취해야 한다. 충분한 숙면이란 아침에 상쾌하게 잠을 깰 수 있는 수면 상태를 말한다. 개운하게 아침을 맞이하려면 침실을 어둡고 조용하게 해야 한다. 이불이 무거우면 심장에 부담을 주니 따뜻하고 가벼운 이불을 덮는 것이 좋고, 높이가 적당한 베개를 사용해야 뇌의 혈액순환이 좋아진다.

잠자는 동안에는 땀과 호흡을 통해 1리터나 되는 수분이 빠져나가고 혈액의 수분도 줄어들어 걸쭉해지기 때문에 흐름이 원활하지 못해 새벽에 뇌경색증이 갑자기 생기기도 하는데, 수분을 충분히 섭취하면 어느 정도 뇌경색을 예방할 수 있다. 잠자리 머리맡에 물주전자를 두고 목이 마르면 한 잔 정도 마시고, 아침에 일어나서도 물을 한 잔 마시는 것이 좋다. 자기 전에 물을 마시면 자다가 요의를 느껴 자주 잠이 깨는 사람은 저녁식사 후에는 수분 섭취를 줄이고 대신 그 분량만큼 낮에 물을 마셔서 혈액의 점도를 낮춘 상태에서 잠자리에 들도록 한다.

발을 따뜻하게 하는 것도 매우 중요하다. 발이 따뜻하면 머리로 열이 상승하거나 혈관을 막는 일이 없어진다. 족열하는 방법은 반신욕, 족욕, 대나무밟기, 발바닥 용천혈에 간접뜸 뜨기 등이 있다.

### ■ 불면증을 예방하고 치료하는 갈홍의 운동법

불면증은 노화를 촉진시키고 면역 기능을 저하시키는 주범이다. 도가의 유명한 의사인 갈홍은 불면증을 치료하고 예방하는 운동을 널리 알렸다. 중국에서 진행된 연구에 따르면 만성적인 불면증 환자들이 2~4주 동안 밤마다 이 운동을 하면 수면의 질이 향상된다고 한다.

- 갈홍의 운동법 제1단계 : 똑바로 누워 무릎을 굽힌다. 두 손으로 무릎을 잡고 가슴 쪽으로 당기며 자연스럽게 숨을 들이쉰다. 이 자세를 1분 동안 유지한 후 몸을 편안히 하고 다리를 똑바로 뻗는다. 팔과 손은 몸통 옆으로 편안하게 내린다.
- 갈홍의 운동법 제2단계 : 똑바로 누운 채 숨을 들이쉬고 양팔을 머리 위로 들어올린다. 숨을 내쉬면서 두 손으로 가슴에서 배까지 몸을 마사지한다. 1분 동안 같은 동작을 반복한다.
- 갈홍의 운동법 제3단계 : 똑바로 누워 두 손으로 주먹을 쥐고 등 아래로 가져간다. 이때 주먹은 가능한 어깨에 가깝게 둔

다. 3번에 걸쳐 호흡을 하고 주먹을 미저골(꼬리뼈) 양쪽에 놓는다. 이를 5번 반복한다.

● 갈홍의 운동법 제4단계 : 엎드려 누운 후 두 손을 배 아래에 둔다. 천천히 호흡을 들이쉬며 배와 가슴을 공기로 채우고 에너지가 몸 전체에 스며드는 것을 느낀다. 그리고 나서 천천히 숨을 내뱉고 몸에서 나쁜 기운이 빠져나간다고 상상한다. 숨을 내쉴 때마다 잠시 멈췄다가 모든 근육을 편안하게 풀어준다. 이를 1분 동안 진행한다.

## 스트레스는 그때그때 풀어라

고혈압은 스트레스를 그때그때 풀지 못하고 쌓아두는 경우에 많이 발생한다. 그렇기에 마음을 가다듬고 스트레스를 제때 푸는 것도 고혈압 치료에 매우 중요하다.

'질병은 마음에서 시작된다'는 말이 있다. 미국 심신의학계의 권위자인 뉴욕 코넬대학의 월프 박사는 "심신증은 특별한 병명이 아니라 모든 질병에 심신의학이 적용되어야 한다"고 했다. 마음의 문제는 마음먹기에 따라 달라진다. 살아가면서 겪는 갈등이나 스트레스를 절망적으로 보는 사람이 있는가 하면 희망적으로 보는 사람도 있다. 스스로 마음을 바꾸지 않는 이상 어쩔 도리가 없는 경우가 많다. 그러니 매사에 벌어지는 일들을 비관적이고 부정적으로 심각하게 생각하지 말아야 한다. '어떻게든 잘될 거야'라고 생각하면서 낙관적이고 긍정적이면서 유연한 태도를 가져야 한다.

마음을 잘 관리하는 사람이 풍요로운 삶을 살고 건강하게 살아갈 수 있다. 억지로라도 웃으면서 살아야 한다. 자주 웃는 것만으로도 면역력이 상승되니 혈압약을 먹는 것 이상의 효과가 있다.

## 낮에 햇빛을 쬐며 가볍게 걸어라

적당한 운동은 건강의 기본이다. 하지만 고혈압 환자들이 무리하게 운동하면 오히려 역효과가 나니 일상생활에서 가볍게 몸을 움직이는 정도로 운동하는 것이 좋다.

고혈압에 가장 좋은 운동은 걷는 것이다. 피곤하다고 느낄 정도로 운동을 하는 것은 좋지 않다. 명상처럼 긴장을 풀어주는 활동이나 가벼운 운동이 좋다. 일정한 시간을 정해서 규칙적으로 꾸준히 운동하는 습관이 중요하다.

자외선으로부터 주근깨와 기미 방지를 위해 사람들은 낮에 운동을 할 때 자외선차단제를 바르지만, 자외선차단제가 도리어 피부암의 원인이라는 연구 결과가 있다. 따라서 자외선차단제를 바르기보다 챙이 있는 모자를 쓰고 걷는 편이 우리 몸에 유익하다. 햇빛을 받으며 걸어야 비타민D가 활성화되고 뼈가 튼튼해진다. 뼈를 튼튼히 하고 골다공증을 예방하려면 낮에 걷는 것이 좋다.

낮에 운동할 시간이 없다면 저녁 식사 후에 산책 삼아 숲과 나무가 우거진 공원을 걷는 것도 좋다. 폐활량을 늘리고 신선한 산소를 몸 안으로 흡수해 혈액을 깨끗이 정화하는 데 많은 도움이 된다.

## 하루에 한 번 반신욕으로 긴장을 풀어라

고혈압을 이겨내기 위한 좋은 생활습관 중 하나는 목욕이다. 따뜻한 탕이나 사우나에 들어가서 땀을 흘리면 심신이 편안해져 고혈압 치료와 예방에 많은 도움이 된다.

단, 주의할 점은 물의 온도다. 혈압이 높으면 미지근한 온도가 좋다. 여름에는 38℃, 겨울에는 40℃ 정도가 적당하다. 물이 너무 뜨거우면 피부가 자극을 받아 혈관이 급격히 수축해 혈압이 올라가기 때문이다. 탕에 들어갈 때도 급하게 들어가지 말고 발부터 서서히 물에 담그면서 천천히 탕 안으로 들어가는 것이 좋다. 탕 안에 있을 때는 느긋한 마음으로 편안하게 심신의 긴장을 푸는 것이 좋다.

단, 혈압이 높은 사람은 목까지 담그는 것은 되도록 피해야 한다. 탕 속 깊이 몸을 담그면 수압이 가해져 심장에 부담을 준다. 따라서 반신욕을 하는 것이 이상적이다.

하루에 한 번씩 잠자리에 들기 전에 반신욕을 하면 몸의 아래부터 따뜻하게 덥히는 효과가 있다. 몸이 따뜻해지면 부교감신경을 자극해 하루 동안 지친 몸과 마음의 피로와 긴장을 풀어주어 혈압을 낮추는 데 적잖은 도움을 준다. 뿐만 아니라 반신욕은 세포를 활성화하는 효과도 있어 혈액뿐만 아니라 기혈의 순환을 도와 피부 미용에도 좋다.

## 담배는 당장 끊어라

고혈압 환자는 지금이라도 당장 담배를 끊어야 한다. 고혈압의 최대의 적은 흡연이다. 흡연이 고혈압에 특히 좋지 않은 이유는 담배를 피우면 혈압이 급격히 올라가고, 동맥경화가 일어날 확률이 높기 때문이다. 심혈관 질환의 첫째 위험인자는 바로 니코틴이다. 담배를 많이 피우면 심장과 폐의 기능이 떨어진다.

고혈압은 혈관이 좁아진 탓에 심장이 더 많은 피를 몸속 곳곳까지 보내기 위해 밀어올려 짜내고 받아들이는 펌프질의 압력이 세지기 때문에 생긴다. 이때 심장은 정맥을 타고 들어온 더러운 피를 폐로 보내 산소가 듬뿍 담긴 신선한 피로 갈아치운다. 그런데 담배를 피우면 폐에서 신선한 산소를 공급받는 대신 이산화탄소와 온갖 발암물질이 담긴 산소를 받아와 그것이 몸 곳곳으로 퍼지게 된다.

담배를 많이 피운 사람은 심폐 기능이 떨어져 있어서 진찰을 해보면 심장과 폐맥의 기능이 약해져 대부분 치료가 잘 안 되고 장기 치료를 해야 한다. 담배의 니코틴은 몸 안에 뻗어 있는 모든 동맥을 수축하는 자극제다. 그렇기 때문에 담배를 피울수록 혈액순환 장애가 생기고 마침내 면역력마저 떨어지는 결과를 가져온다.

## 고혈압을 두려워 말고 감사하라

인체가 오염된 혈액을 정화하고 면역 기능을 상승시켜 인체 기능을 회복하려는 자연스러운 현상이 질병과 몸의 이상 증상이다. 건강을 유지하기 위해 몸은 본능적으로 다양한 반응이나 행동을 하게 된다. 대표적인 초기 증상은 발열, 식욕 부진, 피로로 이는 몸의 자연치유력을 회복시켜 근본 치료를 하는 과정이라고 할 수 있다.

질병은 스스로 선택한 삶의 결과이며, 자신을 관리하지 않고 사랑하지 않은 결과다. 따라서 질병을 기회로 여기고 삶을 바꿈으로써 질병의 원인을 뿌리 뽑아야 한다.

아플 만큼 아파야 치유된다. 모든 질병과 몸의 이상 증상은 죽음으로 향하는 나를 돌려세우기 위한 내 몸 안의 처방임을 기억해야 한다.

# 약 없이 혈압을 낮추는
# 영양요법

## 살아 있는 음식을 먹어라

우리가 먹는 대부분의 가공식품은 이미 생명력이 파괴된 음식이다. 그리고 질병에서 해방되려면 살아 있는 음식의 양을 늘리고 죽은 음식을 줄여야 한다.

살아 있는 음식은 위장에 머무는 시간이 짧고 대사 과정에 드는 에너지의 소모도 적다. 대표적인 것이 채소와 과일이다. 채소와 과일을 먹으면 그 안에 들어 있던 효소가 나와서 소화력을 촉진시킨다. 그 영향으로 음식물이 위에 머무는 시간이 줄어들고 적은 에너지로도 소화가 된다. 그 결과 소화에 쓰일 에너지가 남고, 그 남은 에너지는 인체의 면역력을 높이고 자연치유력을 높이는 데 쓰이니 당연히 건강을 유지하고 질병을 치료하는 데 도움이 되는 것이다.

과일은 음식물에서 얻을 수 있는 가장 우수하고 가장 순수하며 가장 쉽게 접할 수 있는 에너지를 가지고 있다. 단, 어떤 과일이든 신선하고 열에 익히지 않은 것을 먹어야 한다. 통조림 과일은 먹지 않는 것이 좋으며, 햇빛에 말린 무화과·자두·파파야·파인애플·살구 등의 과일을 먹는 것은 좋다. 질산과 황 같은 화학제로 말린 과일은 좋지 않다. 채소도 물론 신선하고 익히지 않은 것이어야 한다. 견과류와 씨는 과하지 않게 적정량을 먹어야 한다.

과일은 위에서 소화를 필요로 하지 않는 유일한 음식이다. 따라서 과일은 공복에 먹어야 좋고, 다른 음식과 함께 먹거나 다른 음식을 먹은 후에 먹으면 좋지 않다.

체내 혈액은 약알칼리성이므로, 건강을 유지하려면 혈액은 약알칼리성의 상태를 유지해야 한다. 그러기에 음식이 산성일수록 문제는 커진다. 과일은 약알칼리성으로 인체의 산성–알칼리성의 ph 균형을 유지하는 데 가장 큰 역할을 한다. 하지만 과일이 다른 음식과 섞이면 알칼리성인 과일은 즉시 산성으로 변한다. 이것은 위궤양을 비롯한 각종 위장병의 원인이 되고 위장 내의 모든 음식물을 부패시켜 혈액을 탁하게 하기 때문에 고혈압에도 나쁜 영향을 준다.

## 복합식품과 단순식품을 함께 먹어라

과일을 제외하고, 음식은 크게 복합식품과 단순식품으로 나뉜다. 복합식품은 단백질(육류, 조류, 생선, 달걀, 유제품)과 탄수화물

(빵, 국수, 감자와 모든 곡류)을 말하고, 단순식품은 채소와 샐러드를 말한다. 과일을 제외한 모든 음식물은 위장에 3시간 정도 머문다. 어떤 음식을 어떤 배합으로 먹느냐에 따라 그 시간은 2배, 심지어는 3배까지도 늘어나므로 식사를 할 때는 식품의 조합에 신경을 써야 한다.

복합식품이 단순식품보다 훨씬 더 많은 소화 에너지를 필요로 하므로 가장 나쁜 식품의 조합은 '복합식품 + 복합식품'이다. 예를 들어 스테이크 같은 단백질 식품과 감자나 빵 같은 탄수화물 식품은 함께 먹지 않는 것이 좋다. 그 대신 채소나 샐러드를 같이 먹는다. 이는 소화되는 시간이 길어지기 때문이기도 하지만, 단백질 식품과 탄수화물 식품이 서로 다른 소화효소를 필요로 하는 것도 중요한 이유다. 단백질을 분해하는 데 사용되는 소화액은 산성이고, 탄수화물을 분해하는 데 사용되는 소화액은 알칼리성이다. 산과 알칼리가 섞이면 물처럼 중화된다. 위 속에서 그런 일이 벌어지면 당연히 소화 속도가 느려지고 소화 시간은 연장될 수밖에 없으며, 소화하고 흡수하는 데 에너지 소모가 커지게 된다.

## 몸에 독소가 쌓였다면 아침을 먹지 마라

인체를 비롯한 생명체는 자연적인 신진대사의 결과로 독소라 불리는 노폐물을 남긴다. 산소를 태우고 나면 활성산소가 생기고, 특히 음식물을 소화흡수하고 나면 체내에는 일정량의 독소가 생긴다. 건강 상태나 생활습관, 영양 섭취 정도에 상관없이 일정량의 독소가 언제나 존재한다. 인체가 건강하면 자연스럽게 자연치유력이 작동해 독소 처리 기능이 좋다. 하지만 독소를 배출할 에너지가 충분하지 않거나, 독소의 양이 인체가 처리할 수 있는 양 이상이거나, 담당 장기의 기능이 약해지면 체내 조직에 누적된다.

독소가 쌓이는 장소에 따라 질병의 종류와 이름이 달라지는데, 독소가 췌장에 자리 잡으면 당뇨병의 원인이 될 수 있고, 동맥 안에 쌓이면 고혈압·심장병의 원인이 되고, 장기에 지나치게 쌓이면 암이 생긴다. 대장 벽에 쌓이면 과민성대장증후군이나 대장염·크론씨병이 나타나고, 연결조직에 쌓이면 통풍·류머티즘 관절염·근육통·루푸스의 원인이 된다.

아침식사를 하면 소화흡수를 위해 위나 소장으로 혈액이 집중되어 전날 먹은 저녁식사의 배설 처리와 독소 제거가 충분히 이루어지지 않고 체내에 영양분과 독소가 지나치게 쌓여 몸에 부담을 준다. 그러면 고혈압 환자들은 어떻게 하는 것이 좋을까? 고혈압, 암과 같이 몸속 독소가 원인인 질병은 아침을 굶는 것이 좋은 치료라고 나는 생각한다.

하지만 아침식사를 하는 것이 좋은지 거르는 것이 좋은지는 체질, 나이, 질병의 상태에 따라 다르다. 모든 사람에게 적용되는 건강법은 없으니 자신의 몸에 적합한 아침식사법을 찾길 바란다. 단, 수험생과 성장기 아이, 체질이 약한 사람은 아침식사를 꼭 해야 한다.

## 외식할 땐 주로 한식을 먹어라

외식은 안 하는 편이 가장 좋지만 회식이나 연회처럼 어쩔 수 없이 외식을 할 수밖에 없을 때는 주로 한식을 먹도록 하고, 기름진 음식과 육류의 섭취량을 줄이고 채소나 과일을 많이 먹는 것이 좋다. 요즘엔 채식 위주의 음식점도 많이 생겼으니 외식을 함께할 사람에게 채식 음식점에 가자고 하는 것도 좋은 방법이다.

## 천연소금으로 짜지 않게 식사하라

성인이 필요로 하는 나트륨(염분)의 양은 하루에 소금 5~6g 섭취하는 것으로 충분하다. 그런데 우리는 보통 하루에 약 10~15g의 소금을 섭취한다. 염분은 신체에 수분을 저장시켜 혈류량을 늘리고, 이렇게 되면 심장이 더 많은 일을 하게 되어 혈압이 상승해 고혈압을 유발하게 된다. 우리가 섭취하는 염분 중 소금의 형태로 섭취하는 것은 불과 15%이며, 나머지는 가공식품으로 75%를 섭취한다. 문제는 합성화학물질로 만든 식품은 고혈압을 유발할 뿐만 아니라 우리 몸의 면역 체계에 악영향을 끼치는 내분비 교란물질(환경호르몬)이라는 점이다.

음식을 만들 때 염분의 양에 신경을 써야 하는데, 염분의 섭취량을 제한하기란 만만치 않은 일이다. 하루에 20~30g의 소금을 먹던 사람이 하루에 6~8g으로 제한하면 음식이 싱거워서 입맛을 잃게 된다. 그러니 단번에 염분을 제한량까지 줄이려 하지 말고 서서히 감염식을 실행하는 것이 좋다.

이때 고혈압에 좋은 소금은 천연소금이다. 단, 천연소금은 독이 있을 수 있으니 볶아서 곱게 갈아 사용한다. 최근에는 대나무에 넣고 가마에서 구운 '죽염'이 많은 인기를 끌고 있다. 여기서 오해하지 말아야 할 점은 '짠맛만 줄이면 된다'는 잘못된 생각이다. 한의학적으로 고혈압은 오장육부와 경락의 이상에서 오는 자연스런 현상이다. 고혈압은 고혈압과 관련이 깊은 장기인 심장과 신장을 중심으로는 크게 심장성 고혈압(스트레스나 화기가 아래로 하강이 안되어 생기는 1형 고혈압)과 신장성 고혈압(과로나 노화로 인한 2형 고혈압)으로 나뉜다. 심장성 고혈압에는 쓴맛이나 매운맛이 심장과 폐 기능에 좋은 역할을 함으로써 증상을 완화시키고, 신장성 고혈압에는 짠맛이나 신맛이 간장과 신장의 기능에 좋은 역할을 해 치료에 도움을 준다는 점에 주목해야 한다. 즉 무조건 싱겁게 먹는 게 능사는 아니다.

## 단백질 보충은 식물성 단백질로 하라

고혈압에는 좋은 단백질이 어느 정도 필요하다. 단백질은 혈관을 만드는 성분이다. 따라서 단백질을 보충하면 혈관이 튼튼해지고 신진대사도 원활해져 혈관에 탄력이 생긴다. 또한 좋은 단백질을 꾸준히 섭취하면 혈관 벽이 건강해져 뇌졸중도 막고 혈압도 내려간다. 따라서 콩류에 든 식물성 단백질을 섭취해 단백질을 보충

해주는 것이 고혈압에 도움이 된다.

　육류나 생선 같은 동물성 단백질은 조금만 먹는 것이 좋다. 모든 육류에는 동물성 지방이 있다. 동물성 지방의 섭취는 많은 양은 곤란하지만 적당한 양은 몸에 필요하다. 우리 민족은 동물성 식품을 일상적으로 먹은 적이 거의 없다. 주로 쌀을 비롯한 농산물과 해산물, 다양한 발효식품을 먹고 살았다. 그러니 굳이 동물성 단백질로 우리 몸에 필요한 단백질을 보충하지 않아도 된다. 유제품 대신 식물성 두유를 마시고, 치즈 대신 두부를 먹으면 혈압에 대한 걱정없이 단백질을 충분히 섭취할 수 있다.

## 채식 위주로 적정 체중을 유지하라

　고혈압인 사람에게 가장 중요한 것은 적정 체중을 유지하는 식단이다. 그러기 위해서는 식물성 식품 섭취를 늘리는 것이 매우 중요하다. 일반적으로 채식주의자는 비채식주의자보다 혈압이 낮고, 고혈압과 그 밖의 심혈관 질환 발생률도 낮다.

　채소에는 일반적으로 칼륨, 복합 탄수화물, 필수 지방산, 섬유질, 칼슘, 마그네슘, 비타민C가 많고, 포화지방과 정제 탄수화물은 적어서 콜레스테롤과 혈압을 관리하는 데 바람직한 영향을 미친다. 특히 셀러리는 고혈압에 효과가 있는 권장 식품이다. 시카고 대학 의료센터의 연구자들은 셀러리에서 검출되는 3-n-부틸 프탈라이트 성분이 혈압을 낮출 수 있다는 사실을 알아냈다. 실제로 혈압을 12~14% 정도 낮추고, 콜레스테롤 수치도 약 7% 낮추는 것으로 나타났다.

## 백미밥보다 약이 되는 현미밥을 먹어라

반찬만 채식으로 바꿔 먹는다고 모든 게 해결되지 않는다. 주식인 밥도 철저히 가려서 먹어야 한다. 가장 멀리해야 하는 밥이 100% 도정을 한 쌀로 지은 백미밥이고, 가장 가까이 두고 매끼 먹어야 하는 밥이 도정률 0%의 현미밥이다.

현미에는 다양한 비타민과 미네랄이 들어 있을 뿐만 아니라 필수아미노산과 필수 지방산도 들어 있다. 또한 피탄산, 페놀, 셀레늄, 비타민E도 들어 있어 산화를 방지하는 역할을 한다. 이들 영양소는 95% 이상 쌀겨와 쌀눈에 집중돼 있는데, 도정하는 과정에서 모두 깎여나가니 "백미에는 탄수화물만 있어 영양 부족의 원인이 된다"는 말까지 나오는 것이다. 실제로 현미밥 한 공기 이상의 영양을 얻기 위해서는 백미밥 19공기를 먹어야 할 정도다. 현미가 좋은 이유가 하나 더 있는데, 겉껍질에 질 좋은 섬유질이 그대로 남아 있어 만성변비나 숙변 제거, 생활습관병 예방에 좋기 때문이다.

## 건강의 원천, 효소를 보충하라

단백질은 화학작용을 통해 아미노산으로 분해된 뒤에 인체에 흡수된다. 이때 화학작용을 불러일으키는 매개 역할을 하는 것이 효소이다. 효소가 없어도 화학반응은 일어나지만 효소가 없을 때와 반응 속도를 비교하면 100배, 많게는 1000배 이상 차이가 난다.

효소는 여러 장기에 배치되어 필요할 때 사용된다. 문제는 효소가 무제한으로 생성되는 것이 아니라는 사실이다. 예전에는 효소가 아미노산으로 만들어지기 때문에 아미노산을 만드는 단백질을 섭취하기만 하면 효소는 얼마든지 만들어낼 수 있다고 믿었다. 그러나 효소영양학이 발전하면서 '한 사람이 일생 동안 만들어낼 수 있는 효소의 양은 한정되어 있으며, 효소가 사라지면 생명도 다하게 된다'는 사실이 밝혀졌다.

효소의 특징 중 하나는 평균 54℃의 온도 이상에서 파괴된다는 것이다. 따라서 지나치게 음식을 정제·조리하거나 전자레인지를 과다하게 사용하면 음식물의 효소가 파괴되어 도리어 해가 될 수 있다는 것이다.

효소는 크게 소화효소, 유지효소, 잠재효소로 나눌 수 있다. 소화효소는 음식물을 소화하기 위한 효소이고, 유지효소는 몸을 만들고 질병을 치료하며 걷거나 생각하는 등의 생명활동을 유지하는 효소이다. 그리고 두 가지 효소의 원료가 되는 것이 사람이 태어나면서 갖고 있는 잠재효소인데, 이 잠재효소는 유한하다. 잠재효소가 유한하다는 것은 이를 낭비하면 생명이 단축될 수 있음을 의미한다. 수명은 효소의 사용에 따라 결정된다고도 말할 수 있다.

## ■ 가장 중요한 효소는 아미노산

효소는 뇌의 활동, 신경 작용, 근육 활동, 내장 운동 등 인간 생명의 모든 작용에 관여하기 때문에 효소의 순조로운 생성과 활발한 작용 없이는 인체의 모든 기능이 정상으로 작동할 수 없다.

인체에 가장 중요한 효소는 아미노산이다. 아미노산은 신체를 구성하고 생명 작용에 관계하는 단백질의 구성 물질로 인체 세포의 주요한 구성 요소다. 적혈구·백혈구 등 혈액 세포와 위·간·신장 등 주요 장기 세포의 90%가 아미노산으로 만들어진다. 뼈의 90%가 콜라겐인데 이 역시 아미노산이며, 이 외에도 뇌세포와 신경호르몬, 머리카락의 원료도 아미노산이다.

우리가 단백질을 섭취하면 4시간 정도에 걸쳐 분해되어 아미노산으로 바뀌는데 이 아미노산은 장에서 흡수돼 혈액과 세포 재생에 사용된다. 아미노산의 종류는 20가지로 필수 아미노산이 8가지, 비필수 아미노산이 12가지다. 필수 아미노산은 음식을 통해 반드시 섭취해야 하며, 이를 우리 몸에서 요구하는 비율대로 섭취하면 비필수 아미노산은 자동으로 우리 몸 안에서 합성되어 만들어진다.

가장 효율적인 효소 섭취 방법은 효소가 풍부한 채소나 과일을 날로 섭취하고, 김치·된장·식혜 등의 발효식품을 섭취하고, 싹이 난 식품을 섭취하는 것이다. 식물은 싹이 날 때 가장 많은 효소를 함유하기 때문이다.

## 충분한 물 섭취로 체액을 정화하라

세포가 살아가고 활동하는 데 가장 중요한 것이 바로 물이다. 인체를 이루는 가장 작은 단위인 세포는 물을 이용해 생명을 유지하고 있다. 따라서 최적의 건강과 균형을 위해 우리 몸은 언제나 충분한 물을 공급받아야 한다. 미네랄이 풍부한 살아 있는 물이야말로 우리 몸의 건강을 지배하는 요인이다.

물은 마신 후 30초가 지나면 혈액에 도달하고, 1분이 지나면 뇌조직과 생식기에, 10분이 지나면 피부에, 20분이 지나면 간, 심장, 신장 등 각종 장기에 영향을 미친다. 그리고 이 물은 대소변, 땀, 숨의 형태로 다시 밖으로 나온다.

이처럼 물은 인체를 돌고 돌면서 순환하는 체액의 상태나 조건 등 전반적인 건강에 영향을 미치는 핵심 요소다. 따라서 그 사람의 건강은 매일 마시는 물의 양과 질에 좌우된다. 충분한 물의 양과 높은 질이 결국 몸의 세포, 조직, 기관들의 생화학적 반응을 결정하기 때문이다.

물을 자주 마셔야 건강에 좋다고 해서 갑자기 많은 양의 물을 마시면 오히려 몸에 부담이 된다. 갑작스럽게 세포에 많은 양의 수분을 공급하면 불균형이 일어나기 때문이다. 또 식사 중에는 되도록 물을 마시지 않는 것이 좋다. 식사 중에 물을 마시면 분비된 소화 효소뿐만 아니라 음식물에 들어 있는 효소의 강도와 효과가 희석된다.

미지근한 물을 마시는 것이 좋고, 특히 겨울에는 냉수를 반드시 피해야 하며, 여름이라 해도 냉수보다는 상온의 물을 마시는 편이 좋다. 사람의 체내에서 효소가 가장 활성화되는 온도는 체온이 36~40℃일 때이기 때문이다.

식사도 제대로 하는 법이 있듯이 물도 제대로 마시는 법이 있다. 물은 충분히, 시간대를 고려해 섭취해주는 것이 좋다.

### ■ 고혈압에 좋은 물 음용법

● 너무 뜨겁거나 차가운 물은 피하고 상온의 물을 마신다. 더운 여름이라도 냉수보다는 상온의 물을 마시는 것이 좋다.

● 성인의 경우 하루에 1500~3000ml, 고령자는 적어도 하루에 1000ml의 물을 마신다. 물을 잘 마시지 않는 사람이라면 하루에 200ml씩 늘려가는 것이 좋고, 여름철에는 하루 약 3000ml 정도의 물을 마시는 것이 좋다.

● 아침에 일어나자마자 미지근한 물을 500~750ml 마신다.

● 점심 식사 1시간 전에 미지근한 물을 500ml 마신다.

● 저녁 식사 1시간 전에 미지근한 물을 500ml 마신다.

● 되도록 식사 중에는 물을 마시지 않되, 정 먹어야 한다면 1컵 정도(200ml)는 괜찮다.

● 물의 양을 갑자기 늘리면 세포에 수분이 과다 공급돼 오히려 문제가 생길 수 있으니 천천히 조금씩 물의 양을 늘리도록 한다.

## 칼슘, 칼륨, 마그네슘의 비율을 따져 먹어라

### ■ 칼슘

칼슘은 나트륨 배출을 촉진하고 혈관의 세포막을 튼튼하게 해주며 나쁜 콜레스테롤이 혈관벽에 붙어 쌓이는 것을 막아줌으로써 혈압을 내려준다. 칼슘이 많이 들어 있는 식품으로는 다시마, 미역, 김 등의 해조류와 현미, 양배추, 콩나물, 숙주나물, 당근, 우엉, 참깨, 고추, 검은깨 등이 있다.

### ■ 칼륨과 마그네슘

칼륨은 몸속에 있는 여분의 염분을 체외로 배출시키는 역할을 한다. 그러므로 고혈압 환자뿐만 아니라 정상 혈압인 사람들도 염분과 칼륨을 적정 비율로 섭취하는 것이 중요하다. 가장 이상적인 비율의 식사는 고칼륨·저나트륨 식사다. 매일 이 비율을 지켜서 식사를 하면 암과 심혈관 질환(심장 질환·고혈압·뇌졸중 등)을 예방하고, 고혈압은 치료 효과까지 볼 수 있다. 반면 저칼륨·고나트륨 식사는 암과 심혈관 질환을 발생시키는 중요한 원인이 된다.

칼륨을 섭취할 때는 마그네슘의 섭취도 고려해야 한다. 칼륨은 인체에서 마그네슘과 상호 작용을 하기 때문이다. 따라서 칼륨과 마그네슘은 동시에 보충하는 것이 좋다. 그렇게 하면 세포 내 염분과 혈압이 낮아지는 효과를 볼 수 있다. 마그네슘의 혈압 강하기전 가운데 하나가 세포 밖으로 염분을 퍼내고, 칼륨을 세포 안으로 끌어당기는 세포막 펌프의 기능을 활성화시킨다.

단, 신장 질환을 가진 사람들은 예외다. 이들은 정상 경로로 칼륨을 처리하지 못하기 때문에 신장 장애와 칼륨 독성이 나타날 가능성이 있다. 칼륨 함유 식품으로는 콩류·밀·고구마·조개류·연어·배·토마토·시금치·우엉·버섯·밤·호두 등이 있으며, 마그네슘이 풍부한 식품으로는 견과류·상추·바나나·현미·오징어·옥수수·시금치·정어리 등이 있다.

## 미네랄과 비타민으로 항상성을 유지하라

보건복지부의 국민건강 영양조사에 따르면 조사 대상 필수 영양소 10가지 중 칼슘·칼륨·비타민B2는 섭취량이 기준량 대비 각각 76.3%·61.1%·95.8%에 그쳤고, 철·비타민A·비타민C 등 3가지 영양소는 국민 10명 중 3명 이상이 기준량을 섭취하지 못하고 있다. 이 조사에 포함되지 않았지만 오메가-3 지방산·비타민D·엽산·아연 등도 그 중요성에 비해 섭취량이 크게 부족하다. 이 영양소들이 부족하면 고혈압을 비롯한 만성질환과 암에 걸리기 쉽다. 그러니 만성질환과 암을 예방하고 치유하려면 미량 원소인 미네랄과 비타민이 풍부한 음식을 먹어야 한다. 이들 미량 원소는 인체의 항상성 유지에 없어서는 안 될 영양소이자 항산화 작용과 항암작용을 하기 때문이다.

## ■ 미네랄, 항산화식품

인체는 항산화물질과 같이 활성산소의 양을 조절하는 방어 체계를 가지고 있는데, 이 방어 체계가 제 역할을 수행하기 위해서는 구리·아연·망간·셀레늄과 같은 항산화 미네랄이 충분해야 한다. 이들은 항산화물질이 제 역할을 효과적으로 수행할 수 있도록 돕는다. 효과적인 항산화제는 셀레늄과 유황이다. 유황제제는 마약 중독이나 농약 중독 치료제로도 사용한다. 대표적인 항산화 식품으로는 마늘, 양파, 양배추, 무, 순무, 브로콜리 등이 있다.

## ■ 비타민C

비타민C는 경미하게 혈압이 상승한 사람들의 혈압을 서서히 낮추는 데 효과가 있다. 비타민C가 납 배출을 촉진함으로써 정상 범위 내 혈압을 유지시킨다. 만일 납에 만성적으로 노출되면 고혈압과 심혈관 질환으로 인한 사망률이 증가된다. 언제 어디서 납에 노출될지 모르는 만큼 비타민C는 혈압 관리에 필수 식품이라 할 수 있다. 또한 비타민C는 면역 강화에 중요한 역할을 한다. 보통은 항바이러스 및 항균 작용을 하는 것으로 알려져 있는데, 주요 효과는 면역 기능의 향상을 통해서 나타난다. 비타민C가 많이 함유된 식품은 풋고추, 고춧잎, 피망, 케일, 양배추, 시금치, 키위, 오렌지 딸기, 토마토 등이 있다.

### ■ 비타민B₆ 보충제

비타민B₆ 보충제 역시 혈압을 낮추는 역할을 한다. 또 비타민B₆는 혈압을 낮출 때와 같은 방식으로 신경계에도 영향을 미친다. 비타민B₆가 결핍되면 면역기능이 떨어지는데, 항체와 관련 있는 면역기능뿐 아니라 세포 매개 면역반응도 떨어진다. 비타민B₆가 많은 식품은 생선, 돼지고기, 닭고기, 현미, 귀리 등이 있다.

### ■ 코엔자임Q10

유비퀴논(ubiquinone)으로 알려진 코엔자임Q10(CoQ10)은 인체 세포의 에너지 생성 단위인 미토콘드리아의 필수 성분이다. 코엔자임Q10은 모든 인체 작용에 필요한 에너지인 ATP(인체의 에너지 대사 회로) 생성과 관련이 있다. 인체에서 코엔자임Q10이 하는 역할은 자동차 엔진의 스파크 플러그의 역할에 비유할 수 있다. 자동차가 초기 스파크 없이 움직일 수 없듯이, 인체도 코엔자임Q10 없이는 아무런 기능을 할 수가 없다.

고혈압 환자의 경우 39%가 코엔자임Q10이 결핍되어 있다는 연구 결과도 있다. 코엔자임Q10 을 꾸준히 섭취하면 보통 4~12주 후에는 혈압이 10% 정도 낮아지는 것을 확인할 수 있다.

다시 말해 혈압이 150/100mmHg인 경우 코엔자임Q10 보충제를 섭취하면 4~12주 후에 135/90mmHg 정도로 혈압이 낮아진다. 이는 코엔자임Q10은 일반적으로 혈압 강하 약물이라기보다는 일부 대사이상을 바로 잡아 혈압에 바람직한 영향을 미치기 때문이다.

### ■ 오메가-3 지방산

오메가-3 지방산 섭취를 늘리면 혈압을 낮출 수 있다. 60건 이상의 이중 맹검 연구에서 포화지방 섭취를 줄이고 오메가-3 지방산을 하루에 15ml씩 섭취하면 수축기와 이완기 혈압이 모두 9mmHg 정도 낮아진다는 사실이 입증되었다.

### ■ 망간

망간이 부족하면 쉽게 피곤하고 얼굴이 자주 화끈화끈 달아오른다. 특히 망간 부족은 동맥경화의 주된 요인이 된다. 망간이 많이 함유된 식품은 차, 콩, 바나나, 파슬리, 감, 연근, 김 등이 있다.

### ■ 식이섬유

식이섬유는 특히 변비에 좋으며, 혈중 콜레스테롤을 낮추고 체중을 조절하는 데 도움이 된다. 비만이나 과체중인 사람은 체중 조절이 필수인데, 식이섬유를 꾸준히 먹으면 효과를 볼 수 있다.

식이섬유가 많은 식품으로는 곡물류, 콩류, 신선한 채소와 과일, 다시마, 미역 등이 있다.

## 건강한 삶 좋은 생활이야기

〈건강한 삶, 좋은 생활이야기〉는 건강 멘토 도서출판 전나무숲에서 그동안 출간한 도서들 가운데 독자들에게 큰 사랑을 받은 건강·의학 도서를 선정하여 재구성한 시리즈입니다. 이번 시리즈를 통해 가정에서 활용 가능한 유익한 건강 지식을 좀 더 쉽고 일목요연하게 만나보실 수 있습니다.

## 고혈압 치료, 나는 혈압약을 믿지 않는다

초판 1쇄 발행 ㅣ 2023년 11월 29일
초판 2쇄 발행 ㅣ 2024년 1월 20일

지은이   ㅣ   선재광
펴낸이   ㅣ   강효림
펴낸곳   ㅣ   도서출판 전나무숲 檜林
출판등록ㅣ 1994년 7월 15일·제10-1008호
주소      ㅣ   10544 경기도 고양시 덕양구 으뜸로 130
                위프라임트윈타워 810호
전화      ㅣ   02-322-7128
팩스      ㅣ   02-325-0944
홈페이지ㅣ www.firforest.co.kr
이메일    ㅣ   forest@firforest.co.kr

ISBN ㅣ 978-89-97484-56-0 (14510)
ISBN ㅣ 978-89-97484-43-0 (세트)

이 책에 실린 글과 사진의 무단 전재와 무단 복제를 금합니다.

※ 잘못된 책은 구입하신 서점에서 바꿔드립니다.